MONOGRAPHIEN AUS DEM GESAMTGEBIETE DER NEUROLOGIE UND PSYCHIATRIE
HERAUSGEGEBEN VON
M. MÜLLER · BERN · H. SPATZ · GIESSEN · P. VOGEL · HEIDELBERG
HEFT 88

DIE COMMOTIO CEREBRI AM ALTERNDEN HIRN

(KLINISCHE UND EXPERIMENTELLE UNTERSUCHUNGEN)

VON

DR. KURT WALTER
PRIVATDOZENT FÜR PSYCHIATRIE UND NEUROLOGIE
OBERARZT DER PSYCHIATRISCHEN UND NERVENKLINIK
DER UNIVERSITÄT GIESSEN

MIT 41 ABBILDUNGEN

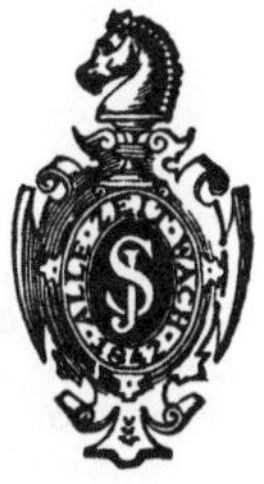

SPRINGER-VERLAG BERLIN HEIDELBERG GMBH

1960

Aus der Psychiatrischen und Nervenklinik der Justus Liebig-Universität, Gießen
Direktor: Professor Dr. H. Boening

Ursprünglich erschienen bei Springer-Verlag OHG. Berlin · Göttingen · Heidelberg 1960

ISBN 978-3-540-02582-5 ISBN 978-3-642-86228-1 (eBook)
DOI 10.1007/978-3-642-86228-1

HERRN PROFESSOR DR. JULIUS HALLERVORDEN

IN VEREHRUNG

UND DANKBARKEIT GEWIDMET

Inhaltsverzeichnis

Inhaltsverzeichnis

I. Einleitung und Fragestellung

a) Einführung in das Thema

Das wissenschaftliche Bemühen um Hergang und Wesen des stumpfen, gedeckten Schädel-Hirntraumas (Commotio cerebri) und seine klinische Wertung stehen zueinander in einer auffälligen Diskrepanz. Einem an vielfältiger Erfahrung ausgebildeten, allgemein nahezu als problemlos angesehenen klinischen Schema gegenüber steht die Menge der immer noch aufgeworfenen Fragen, wie sie DENNY-BROWN erst kürzlich zusammenfassend umriß: ,,Of all the phenomena arising from brain trauma the most intriguing is that of the transient reversible disorder of brain function termed concussion". Diese Diskrepanz birgt an sich noch keinen Widerspruch, da sie sich auf ganz verschiedene Fragebereiche bezieht. Dennoch verdiente dieses offensichtliche Mißverhältnis zwischen dem zugemessenen pathogenetischen und klinischen Problemgehalt etwas mehr an bewußter Zuwendung, als für gewöhnlich aufgeboten wird. Damit ist nicht etwa auf ein Unsicherwerden in der klinischen Wertung abgezielt, sondern vorerst nur auf ein Bewußthalten des Umstandes, daß mit der ,,Commotio cerebri" ein höchst eigenartiger, im letzten durchaus noch rätselhafter Vorgang gegeben ist. Mit der Feststellung von anatomisch nicht nachweisbaren, spurlos bleibenden reversiblen Funktionsstörungen (SPATZ) — das verläßliche Fundament für die Klinik — ist dieser Vorgang noch nicht zu dem klinisch belanglosen Ereignis gemacht, als das es infolge der fast täglich geforderten Beurteilung erscheinen mag. Jenseits des gegebenen Wertungsschemas erheben sich auch sofort Fragen, die — an sich nicht unbekannt — in dem gern auf Vereinfachung sich einstellenden klinischen Alltag allzu leicht in den Hintergrund treten und übersehen werden. Hat nicht gerade das für das sichere klinische Urteil so entscheidende Fehlen einer anatomischen Grundlage die auch klinisch wichtigen Fragen nach der örtlichen Verankerung der Commotio (Stamm, Rinde, Gesamthirn) oder nach den Bedingungen der erheblichen Unterschiede in Intensität und zeitlicher Erstreckung der Commotio-Wirkung lange so unsicher und variabel gelassen? Allein die Begriffe der ,,sehr schweren Commotio" (REICHARDT), der ,,Commotio prolongata" (SPATZ) verweisen auf Schwierigkeiten, denen sich der Kliniker ausgesetzt sieht, schon ehe er die Diskussion um die Differentialdiagnose Commotio-Contusio aufnehmen muß. Das unmittelbare außerordentlich lebhafte Echo auf das von SPATZ im Jahre 1950 gehaltene Referat vermittelte hierzu den entsprechenden Eindruck. Man wird in diesem Zusammenhang die wenn auch sehr seltenen, so doch als gesichert anzusehenden Todesfälle nach einer Commotio cerebri zu erwähnen haben. In den letzten Jahren verstärkt sich der Verdacht, daß gehäufte stumpfe Schädel-Hirntraumen vom Range einer Commotio (Boxer) — also u. U. ohne Contusio — ungünstigere, sogar nicht mehr ganz reversible Wirkungen zeigen können (MARTLAND; PARKER; STEIN; PAMPUS u. MÜLLER; BRANDENBURG u. HALLERVORDEN; LA CAVA; CARROLL, BUSSE u.

SILVERMANN; LARRSON, MELIN u. SILFERSKIÖLD; SCHWARZ; TEMMES u. HUBMAR). Das alles sind freilich mehr oder weniger gefestigte Daten, die aber zumindest das Fragwürdige auch auf klinischer Seite deutlich machen. Schließlich läßt der historische Ablauf der Problemfassung erkennen, wie der Kliniker empfundenen oder schon erkannten Schwierigkeiten begegnen wollte. Man kann sonst den Übergang vom Krankheitsbild der Commotio zum Syndrom der Commotio, das Aufstellen verschiedener, sich keineswegs nur ergänzender Commotiobegriffe (klinisch, patho-physiologisch, allgemein-pathologisch) nicht ganz verstehen. Ein klinisch völlig durchsichtiger, keine Fragen mehr aufgebender Zustand würde die Fülle von Diskussionen, wie sie immer wieder gepflogen werden, erübrigen. Die letzten zusammenfassenden Darstellungen des Themas (BAY; DÖRING; JANZEN) machen denn auch deutlich, wie weit die begrifflichen Fassungen noch voneinander abweichen. Während sonst die begriffliche Sondierung eines Gebietes die Voraussetzung für seine wissenschaftliche Durchdringung bildet, so bleibt sie beim Thema des gedeckten Schädelhirntraumas vor dem ganzen problemgeschichtlichen Hintergrund eher ein relativ später Versuch, wenigstens die Meinungen als Ebenen gegenseitiger Verständigung abzustecken. Den Ausspruch von DENNY-BROWN hat sicherlich auch im klinischen Bereich durchaus seine Berechtigung, was bei den noch vorhandenen pathogenetischen Fragen kaum anders möglich sein kann. Durch solche Überlegungen wird das Wertungsschema nicht eingeengt; es soll aber ausgedrückt sein, daß mit ihm die klinische Seite des Themas „Commotio cerebri" noch nicht voll ausgeschöpft sein kann. Eine derartige Diskrepanz wird sich überall dort auftun, wo sich ein Gebrauchsschema entwickelt hat.

Experimentelle Untersuchungen der letzten Jahre haben nun einen wesentlichen Fortschritt erzielt, der sich auch für die Klinik nach verschiedenen Seiten zumindest klärend auswirken muß. So haben besonders die Ergebnisse von J. MEYER u. DENNY-BROWN wohl endgültig der Meinung zum Erfolg verholfen, nach der die Commotio cerebri durch eine primär neuronale Störung (Breakdown of neuronal membrane polarisation) gekennzeichnet ist. Das fast sofortige Einsetzen von hirnelektrischen Veränderungen (EEG), besonders eines corticalen Verletzungspotentials (3—9 mV) nach einer Latenz von nur 10—40 m/sec in Verbindung mit einem Anstieg der elektropolarographisch gemessenen intervasculären O_2-Werte nach einer Latenz von 20—80 m/sec (doppelte Latenz des Verletzungspotentials), lassen eine andere Deutung kaum mehr zu. Die vasomotorischen Phänomene (Vermehrung des Blutdurchflusses, Erhöhung der Temperatur, Anstieg des Blutdruckes) folgen erst nach etwas längerer Latenz (10—20 sec) und sind dann durch einen zweiten Gipfel der intervasculären O_2-Werte gekennzeichnet. Diese Untersuchungen bilden eine gradlinige Ergänzung der schon 1941 von DENNY-BROWN u. RUSSEL, weiterhin der von WILLIAMS u. DENNY-BROWN getroffenen Ableitungen. Es ist damit wohl der experimentelle Beweis für die schon von RICKER wie SPATZ vertretene These von der Erst- und Zweitwirkung geliefert und die Berechtigung für die entsprechende Gliederung der klinischen Symptomatologie endgültig gegeben.

Es stimmt damit gut überein, daß bei vasal bedingten cerebralen Prozessen, z. B. bei akuten Gefäßverschlüssen, nach MEYER, H. C. FANG u. DENNY-BROWN die hirnelektrischen Veränderungen denen der intervasculären O_2-Werte erst mit einer Latenz von 8—12 sec nachfolgen und nicht, wie bei der Commotio, etwa mit der — an sich weit niedrigeren — halben Latenzzeit vorangehen. Die Vermutung SPIEGELS in Richtung einer primär hypoxischen

Wirkung der Commotio erwies sich nach diesem Ablauf als unzutreffend; denn bei experimenteller Hypoxie war die Latenz für das auftretende corticale Verletzungspotential noch höher (1—2 min).

Beweiskräftig unterbaut wurde durch MEYER u. DENNY-BROWN erstmals auch die Annahme einer Beteiligung des Gesamthirns bei dem voll ausgeprägten Commotionssyndrom, zumal sich Cortex- und Stammeffekte bei geeigneter Untersuchung isolieren ließen. Die Generalisierung der neuronalen Effekte wird dabei auf die Ausbreitung des physikalischen Reizes und nicht etwa auf die Ausbreitung von irgend einem neuronalen Focus zurückgeführt. Diese, mit Ableitungen aus vielen früheren Experimentalreihen übereinstimmende Meinung wird man auch WITTER entgegenzuhalten haben, der sekundären Stammreaktionen auch bei nicht primärem Betroffensein des Stammes beträchtliche Bedeutung beimißt. Man wird überhaupt die einseitig lokalistische Hirnstammtheorie, wie sie zuletzt und wohl am schärfsten von DE MORSIER abgeleitet und formuliert wurde, an den neuen experimentellen Daten orientieren müssen. Nimmt man noch die erwiesene Wirksamkeit verschiedener Intensitätsgrade des Einzelreizes wie gehäufter Reize innerhalb kurzer Zeit auf Reaktionsgröße, Latenzdauer, Erholungszeit, so ist die Bedeutung dieser Experimente auch für die klinischen Vorstellungen nicht leicht zu überschätzen. Sie bringen zu ihrem Teil auch die lange vermißte begriffliche Klarheit auf einer verläßlichen experimentellen Basis.

Diese Feststellung ist nicht mißzuverstehen. Es gibt nach der ausgedehnten Experimentalgeschichte der Commotio kaum eine von MEYER u. DENNY-BROWN gezogene Schlußfolgerung, die in ähnlicher Weise nicht auch von früheren Forschern aufgestellt worden wäre, wenigstens was den primären Angriff am Hirngewebe selbst (also nicht auf dem Umweg über eine Gefäßreaktion) und die Inanspruchnahme des Gesamthirns betrifft. Es soll dabei nicht berücksichtigt sein, daß sich die Auffassungen über die physikalische Wirksamkeit des gesetzten mechanischen Reizes am Hirn grundlegend gewandelt haben (Ebranlement du cerveau, molekulare Erschütterung, Wirkung gedämpfter Schallwellen am Hirngewebe). Was die neugewonnenen Ergebnisse so auszeichnet, ist das relativ geschlossene, auf Grund einer diffizilen, früher noch nicht zugänglichen Methodik gewonnene Bild der Commotio cerebri.

Mit diesen gesicherten Ergebnissen kann das Fragen des Klinikers nicht abgeschlossen sein; vielmehr kann er von ihnen aus weitere, schon lange anstehende Fragen aufwerfen und zu beantworten versuchen. Ist bei der voll ausgebildeten Commotio cerebri das Hirnparenchym als ganzes primär vom physikalischen Reiz betroffen, so ist es berechtigt zu fragen, ob und in welcher Weise die Metabolie des alternden Hirngewebes einen Einfluß auf den ganzen Vorgang nimmt. Das den Kliniker so häufig befallende, letztlich aus einer gewissen Unsicherheit kommende Unbehagen bei Entscheidungen im Falle eines stumpfen Schädel-Hirntraumas im höheren Lebensalter bietet seit längerem Anlaß genug zu dieser Frage. Werden sonst bei einer Commotio cerebri Varianten im primären Zustandsbild und im Verlauf beobachtet, so werden diese auf die Intensität der einwirkenden Kraft, auf die Stoßrichtung und auf die allgemeine somatisch-vegetative Ausgangslage des Betroffenen bezogen. Dieses Vorgehen ist vollauf gerechtfertigt, solange das Hirn hinsichtlich seiner substantiellen Beschaffenheit, damit auch seiner Reaktionsweisen als gleichbleibend angenommen wird, so daß es als stets konstante Größe im Werten der Commotiowirkung vernachlässigt werden kann. Die mit dem physiologischen Alternsgang einhergehenden Veränderungen am Hirnorgan regen zu der Überlegung an, ob das Hirn hierdurch nicht selbst zum variantenbestimmenden Faktor wird. Daß die Commotiowirkung im höheren Lebensalter gar nicht so selten Abweichungen vom üblichen Bilde — dem Schema — zeigt, ist eine jedem Kliniker geläufige Tatsache. Man hat sich daran gewöhnt, gegebenenfalls vom „schlechteren Ausgleichsvermögen" des alternden Hirns oder von der Komplikation durch eine „Präsklerose"[1] bzw. schon manifeste Sklerose zu sprechen. Hat man sich einige Zeit diesen Fragen aufmerksamer gewidmet, so kommt man zu der Meinung, daß mit diesen Formeln der differenzierten Materie nicht Genüge getan ist.

b) Bisher vorliegende Ergebnisse

Es liegt noch keine geschlossene Darstellung zu diesem Thema vor. Es finden sich vielmehr in einer Reihe großteils relativ später Arbeiten vereinzelt Beobachtungen oder Bemerkungen, die allerdings nicht nur auf die Commotio cerebri, sondern allgemeiner auf Schädel-Hirntraumen älterer Menschen abgestellt sind. Man kann diese Äußerungen zwanglos in Gruppen einteilen, je nachdem sie mehr die klinische Symptomatologie (I), die Mechanik des Stoßablaufes (II) oder mehr die anatomische Auswirkung am Hirngewebe (III) zum Gegenstand haben. Es gibt dann noch eine weitere, vorerst zurückzustellende Gruppe, die sich der Traumawirkung am nachweislich pathologisch veränderten Hirn — vornehmlich über das sklerosierte Gefäßsystem — widmet.

(I) Die klinische Symptomatologie ist unter dem Alternsaspekt nur vereinzelt erwähnt worden, ohne daß es zu einer verbindlichen Aussage, zu einer Regel gekommen wäre. MEIXNER (1926), wenig später STRASSMANN (1931) glaubten, im höheren Alter ein Zurücktreten der reinen Commotiosymptome hinter einer Zunahme von Schädelbrüchen mit intrakraniellen Blutungen feststellen zu können. Etwa in der gleichen Richtung bewegten sich die Beobachtungen von THEATO (1940) über einen häufig kürzer dauernden Bewußtseinsverlust, von LOEW (1949) wie DAUTZENBERG (1948) über eine mindere Zahl ernstlicher Kreislauffunktionsstörungen, die sich zudem relativ rasch zurückbilden sollten. Fast umgekehrt vermerkten BORCHARDT u. BALL (1935) kein Nachlassen im Ausmaß der sog. Zweitwirkung, aber länger überdauernde Nachbeschwerden. Solche Ergebnisse wurden nicht weiter überprüft, zumal die früher herrschende Auffassung von einer weitgehend parallelen Beziehung zwischen Dauer der Bewußtseinsstörung und Schwere der Verletzung (HAUPTMANN, DEGE, KREHL, MARBURG, BOSTROEM) infolge einer etwas anderen Wertung dieses Primärsymptoms (REICHARDT, TÖNNIS, BAY, LOEW, BORMANN) wenn nicht ganz aufgegeben, so doch recht gelockert wurde. Damit entbehrte diese rein klinische Frage des Interesses an genaueren Untersuchungen.

(II) Man findet in dieser Gruppe die Meinung sowohl einer verminderten als auch einer verstärkten Energieübertragung vom alternden Schädel auf das Hirn vertreten. KOCHER (1901) sprach sich für eine Energieabnahme aus, konstruierte sogar den Grenzfall des „absolut starren Schädels", bei dem eine Energieübertragung auf das Hirn überhaupt nicht mehr stattfinden sollte. Auch HELLENTHAL

[1] Auf diesen inhaltblassen und sachlich sehr fragwürdigen Begriff sollte man verzichten.

(1933) unterstellte eine gerade Proportion zwischen Elastizitätsgröße am Schädel und weitergegebener Energie. Den Energieverlust sah er noch verstärkt durch die ausgeprägteren äußeren und inneren Liquorräume, so daß nach seiner Auffassung eine im Schädelinnenraum mehr verteilte, aber im ganzen abgeschwächte Energie zur Auswirkung kommen sollte. Seine Beobachtungen am Hirn selbst führten ihn dann allerdings zu ganz anderen Schlußfolgerungen. Ohne besondere Ableitungen zur energetischen Frage stellten, wie schon erwähnt, MEIXNER und STRASSMANN eine Zunahme an Schädelfrakturen fest. Eingehender befaßte sich erst wieder SJÖVALL (1943) mit solchen Fragen. Auf Grund physikalischer Berechnungen sah er den Stoß auf einen frei beweglichen Schädel mit hohem Elastizitätsmodul (RAUBER 1876) — Altersschädel — nachteiliger für das Hirn als bei niedrigerem Elastizitätsmodul. Die am starrer werdenden, alternden Schädel immer weniger umfassende Druckwelle soll danach den positiven Druck am Stoßpol, den negativen Druck am Gegenpol stärker werden lassen. In dieser veränderten Energieübertragung besteht nach SJÖVALL der entscheidende Unterschied gegenüber den gleichen Vorgängen am kindlichen Schädel. Ausgang für die getroffenen theoretischen Überlegungen blieb ihm immer das Material seiner großen Sammlung. Die vergrößerten äußeren und inneren Liquorräume — bei HELLENTHAL Ursache einer die Energieabnahme fördernden diffuseren Energieverteilung — erhöhen nach KRAULAND (1949/50) wiederum die Gefahr der Hirnschleuderung mit all ihren Nachteilen und Folgen. Jedenfalls gehen auch die Überlegungen zur Energieübertragung am alternden Schädel nach verschiedenen Richtungen, ohne daß eine Meinung sich durchgesetzt hätte.

(III) Eine weit größere Übereinstimmung findet sich hinsichtlich der Auswirkung stumpfer Schädel-Hirntraumen am alternden Hirn selbst. MEIXNER sah im höheren Alter bevorzugt intracerebrale traumatische Herde mit größeren Blutungen, bestätigte damit die früheren Beobachtungen von SCHWARZACHER (1924) und REUTER (1927). SJÖVALL registrierte in gleicher Weise eine Zunahme tiefer gelegener Herde gegenüber den nur oberflächlichen, vornehmlich am Stoßgegenpol befindlichen Herden jüngerer Hirne (Tabelle 26, S. 97)[1]. HELLENTHAL, der sich nach theoretischen Ableitungen im Sinne eines Energieverlustes ausspricht, muß entgegen seinen Erwartungen ein Ansteigen der absoluten Zahl von Kontusionen und Verletzungen am Gegenpol feststellen. Dieser Widerspruch nötigte ihn zu noch zu erwähnenden Erklärungsversuchen. Diesen jeweils aus einem größeren Material abgeleiteten Beobachtungen sind entsprechende Einzelfälle wie die von ESSER (1931), NEUBÜRGER (1930), DE MORSIER (1943) anzugliedern, bei denen eine irgendwie auffällige Gefäßsklerose auszuschließen war. ESSER (1933), der übrigens nach seinen Erfahrungen Abweichungen im Verlauf stumpfer Schädel-Hirntraumen etwa vom 50. Lebensjahr ab zu sehen glaubte, warnte unter Anführen einiger weiterer Fälle vor der übereiligen Gleichsetzung von Alter und Gefäßsklerose.

Es erscheint im Hinblick auf unser Thema kein Nachteil zu sein, wenn in den beigezogenen Arbeiten — die, soweit wir sehen, die einzigen sind — auch auf die Contusio cerebri, nicht nur auf die Commotio cerebri Bezug genommen ist. Einmal abgesehen vom übergeordneten Begriff des stumpfen, gedeckten Hirntraumas ist

[1] SJÖVALL spricht nicht vom „Gegenstoßherd“, sondern vom „traumatischen Herd am Gegenpol“, um sich von der üblichen Annahme einer reinen Stoßwirkung zu distanzieren.

der von den erwähnten Autoren in recht übereinstimmender Weise vermerkte Unterschied traumatischer Einwirkungen in verschiedenem Alter doch recht auffällig und wichtig. Es liegen keine weiteren Untersuchungen vor, wie weit eine abgeänderte Energieübertragung etwa im Sinne von SJÖVALL, wie weit eine abgewandelte Reaktionsweise des Hirngewebes selbst zur Erklärung herangezogen werden muß. Bei HELLENTHAL taucht aber angesichts der eigenen Beobachtungen bereits die Frage auf, ob im älteren Hirngewebe etwa eine bessere Fortleitung der Stoßwellen erfolge oder ob das Hirngewebe an sich weniger elastisch, vulnerabler geworden sei. Solche Überlegungen erscheinen uns sehr bemerkenswert, erhalten sie doch bereits abseits der Frage der Stoßquantität und des Energieverbrauchs am Schädel den Gedanken, daß das alternde Hirngewebe selbst möglicherweise infolge abgeänderter Reaktionen zur Traumawirkung beitragen könnte.

c) Über die Hirnalterung

Für unsere Untersuchungen soll diese Frage ganz im Mittelpunkt stehen. Es wird deshalb auf die Vorgänge und Zustände des Alterns am ZNS einzugehen sein — ein bei den weit auseinanderliegenden Ergebnissen und dem Fehlen eines einheitlichen Bildes recht gewagtes Unterfangen. Das Problem der Alterung des ZNS umschließt ein recht altes Anliegen. Das versteht sich aus der, wenn auch zu verschiedenen Zeitabschnitten verschiedengradig geltenden Annahme, daß das Altern allgemein entscheidend eine Funktion des alternden ZNS sei. Es ist hier nur der naturwissenschaftliche, nicht der naturphilosophische oder vitalistische Aspekt gemeint, der in der älteren Literatur vorherrschte. Die Alternsforschung am Hirn war aber immer durch die Hoffnung genährt, entscheidende Substrat-Funktionsbeziehungen aufdecken zu können. Diese Hoffnung war bei der Zellkonstanz, der erhaltenen Zellindividualität als Träger oder — vorsichtiger formuliert — als Mittler aller psychischen Funktionen nicht ganz unberechtigt. Die Enttäuschung blieb aber schon im Vorfeld nicht aus: da war die schwierige Differenzierung der eigentlichen, das Altern ausmachenden Veränderungen (LEWY: primär-sekundär); das Auftreten sog. Altersveränderungen schon in relativ jungen Jahren; ihr qualitativ von Fall zu Fall recht variierendes Manifestwerden; die Beobachtung von nur gering gestörten Funktionen bei schon erheblich verändertem Substrat und umgekehrt. Dieser mangelnden Proportion entsprach im Ganzen die Skepsis, daß es mißlich sei, „auf Grund morphologischer Daten funktionale Schlüsse zu ziehen“ (LEWY). Die Unsicherheit wuchs noch, je ältere Hirne man als Untersuchungsobjekt nahm. Den klinisch so weit auseinanderliegenden Zustandsbildern des normalen Seniums und der senilen Demenz ließen sich morphologisch keine verläßlichen qualitativen, am ehesten noch quantitative Unterschiede zur Seite stellen (SPIELMEYER; GRÜNTHAL; GELLERSTEDT; JACOB). Unter der Fragestellung Substrat-Funktion verloren die gewonnenen morphologischen Daten jedenfalls ganz erheblich an Gewicht.

Derartige Schwierigkeiten bestehen bei unserer Fragerichtung nicht. Das gedeckte Schädel-Hirntrauma ist ein mechanischer Vorgang, in dem entscheidend die physikalischen bzw. physiko-chemischen Eigenschaften des betroffenen Substrates ungeachtet dessen sonstiger Funktionen von Bedeutung sind. Eine neue, keineswegs geringe Schwierigkeit ergibt sich nur aus der Notwendigkeit, das Substrat hinsichtlich solcher physikalischer oder physiko-chemischer Eigenschaften zu untersuchen, um zu brauchbaren Beziehungen zu kommen.

Obwohl unser Hauptinteresse der Alternsumwandlung des Hirnparenchyms gilt, sollen die den Schädel, den pericerebralen Raum, die Hirnkammern betreffenden Daten kurz erwähnt sein, zumal Beziehungen untereinander offensichtlich sind.

Der *Altersumbau am Schädel* umfaßt sowohl Ab- wie Anbauvorgänge, wobei jedoch mehr als sonst am Skeletsystem die Abbauerscheinungen überwiegen (Schmidt; Heinrich; Schüller; Lindblom; Rokaschewa; Sorge u. Stern). Die entstehende, auch röntgenologisch (Heinrich) gut zu beobachtende Osteoporose geht allgemein diffus, seltener örtlich begrenzt — dann meist parietal — vor sich. Daneben ist der wichtigste Prozeß die von innen her erfolgende Sklerosierung der Diploe (Schmidt; Schüller), mit der offenbar der Schwund der Diploekanäle zusammenhängt (Hempel; Wanke). Infolge der häufigen Verdünnung der Basis, der Orbitaldächer, der Keilbeinflügel, der Verbreiterung von Nerven- und Gefäßöffnungen (Casati) wird die Verletzlichkeit gegen mechanische Einflüsse im allgemeinen als erhöht bezeichnet (Casati; Heinrich; Hempel; Schmidt; Schüller; Wanke). Die von der Interna her wesentlich nach außen, d. h. zur Diploe hin erfolgende Knochenneubildung spricht nicht sehr für die von Morel u. Wildi allein vertretene Meinung einer Verkleinerung der Schädelhöhle. Angesichts des größer werdenden pericerebralen Raumes müßte dann die Hirnatrophie weit ausgeprägter sein, als nach den vorhandenen Werten überhaupt angenommen wurde und anzunehmen ist. Allgemein findet sich die Angabe, daß die Altersinvolution des Schädels zwar recht individuell verläuft (C. Krauspe), aber doch akzentuiert mit dem 6. Jahrzehnt einsetzt.

Für den *pericerebralen Raum* gelten im mittleren Lebensalter die von Böning, Panofsky u. Stemmler, Reichardt und Rudolf errechneten Werte zwischen 7 und 10% der Schädelkapazität. Folgt man den von Böning angegebenen Zahlen, so zeigt sich in den folgenden Dezennien eine deutlich steigende Tendenz.

5. Jahrzehnt:	8,36%	8. Jahrzehnt:	12,70%
6. Jahrzehnt:	9,74%	9. Jahrzehnt:	14,79%
7. Jahrzehnt:	10,74%		

Nahezu die gleichen Werte fanden Hoff u. Seitelberger; Morell u. Wildi. Man kann danach etwa vom 6. zum 7. Jahrzehnt eine deutlichere Acceleration annehmen.

Die *verdickte Dura* pflegt der Schädelkapsel im Alter stärker adhärent zu sein. Auch die Leptomeningen, zumindest über der Konvexität, sind meist diffus oder aber nur stellenweise trüb und verdickt (Gellerstedt; Hoff u. Seitelberger; Lewy; Seigo).

Die *Erweiterung der Liquorräume* erfährt nach den vergleichenden Untersuchungen von Heinrich an Encephalogrammen über mehrere Jahrzehnte hin um das 60. Lebensjahr einen deutlichen Anstieg, während die Unterschiede bis dahin nur relativ gering sind. Heinrich spricht geradezu von einem „Altersknick“ im Encephalogramm, der anderen mehr funktionalen Abläufen zeitlich etwa parallel laufe. In diese die einzelnen Ventrikelabschnitte etwa gleichmäßig betreffende Ausweitung ist auch der dritte Ventrikel einbezogen. Im übrigen spiegeln gerade die von Heinrich aufgestellten Alternsquotienten diese Verhältnisse besonders gut wieder.

Die *Alternsumwandlung des Hirnparenchyms* hat sich der Forschung nur sehr langsam erschlossen. Dabei sind auch jetzt noch die mittels der verschiedenen Methoden erreichten Ergebnisse, bezogen auf das gesetzte Untersuchungsziel, sehr lückenhaft. Trotzdem vermag ein von bestimmten Gesichtspunkten gelenkter Überblick unsere Fragestellung zu fördern. Es kann demnach nicht darauf ankommen, die einzelnen Daten aufzuzählen, wie sie Einzelarbeiten und zusammenfassenden Berichten zu entnehmen sind. Unter Verwendung der einzelnen Ergebnisse ist uns vielmehr der Ablauf des Hirnalterns wichtig, wie er sich zeitlich am Gesamtorgan und in einzelnen seiner Regionen zu vollziehen scheint. Es soll gerade bei unserem Anliegen versucht werden, ein möglichst geschlossenes und umfassendes Bild der Hirnalterung nach dem derzeitigen Kenntnisstand zu entwerfen.

Die involutive Rückbildung des Hirnvolumens prägt sich nach SPIELMEYER häufiger auf der linken, funktional überwertigen Seite etwas stärker aus. Nach den Messungen von H. BÖNING ergab sich dabei zwischen dem 50. und 90. Jahr am männlichen Hirn ein Volumenverlust von 1275 auf 1164 (etwa 110) cm^3, am weiblichen Hirn von 1146 auf 1072 (etwa 75) cm^3. Die Differenzbeträge zwischen den einzelnen Dezennien erwiesen sich dabei durchschnittlich größer als an denen bis zum 5. Jahrzehnt.

Durch die neueren Ergebnisse der Vogtschen Schule (HASSLER; BALTHASAR; BEHEIM-SCHWARZBACH), die auf einen verschiedenen Alternsgang zumindest grauer Substanzen hinweisen, ist der etwas summarische Begriff der involutiven Rückbildung einer bedeutsamen Verfeinerung unterzogen worden. VOGT spricht von einer „spezifischen zeitlichen Lebenskurve gewisser topistischer Einheiten", von denen als relativ früh alternd die 3. Schicht des Isocortex, das Ammonshornfeld H 1, das Pallidum, der Nucleus centralis thalami, die Purkinje-Zellen, die Körnerschicht und die untere Olive zu nennen sind. Länger widerstreben dem Alterungsprozeß offenbar der Nucleus ruber, die Substantia nigra und die Ponskerne (WÜNSCHER). Die von SIMMA noch erhobenen Einwände gegen eine rein alternsabhängige Rückbildung z. B. des Nucleus centralis thalami ließen sich durch weitere Untersuchungen (BONFIGLIO) entkräften. Soweit solche durchaus noch am Anfang stehenden Befunde vorliegen, deuten sie auf ein sehr differenziertes, strukturgebundenes Altern am Hirn, auf eine jeweils „besondere morphologische Lebensgeschichte" (C. u. O. VOGT) einzelner Areale.

Die Gewichtskurve scheint dem vom 6. Jahrzehnt an profilierteren Volumenverlust nicht ganz parallel zu laufen. Der Gewichtsverlust setzt sowohl nach den Messungen von HANDMANN, wie den späteren von RÖSSLE u. ROULET, sowie REICHARDT bereits frühzeitiger, schon in der Hälfte des 3. Jahrzehnts ein und soll nach REICHARDT relativ stetig fortschreiten. Wenn man allerdings die Werte aus den Tabellen zusammenstellt und auch hier die Differenzbeträge zwischen den einzelnen Dezennien errechnet — auch wenn die so wichtige Beziehung zum Schädelinnenraum nicht immer berücksichtigt sein wird —, so ist ein steilerer Abfall der Gewichtswerte an der Wende vom 6. zum 7. Lebensjahrzehnt nicht zu übersehen. Dieser stärkere Gewichtsverlust stimmt auch besser mit der von diesem Alter ab durchschnittlich akzentuierteren Volumenabnahme überein als ein ganz kontinuierlicher Abfall der Werte. MÜHLMANN wie CRITCHLEY verzeichnen ein stärkeres Absinken des Gewichtes schon im 5. Jahrzehnt.

Mit dem Volumens- und Gewichtsverlust erfolgt für gewöhnlich eine Konsistenzzunahme der Hirnmasse, für die in erster Linie der Wasserverlust, aber auch die Vermehrung des Bindegewebes und der faserigen Glia verantwortlich zu machen sind. Wenn auch die Konsistenzbestimmung am frisch entnommenen Hirn nach GELLERSTEDT manchmal recht schwierig und von subjektiven Eindrücken abhängig ist, so spricht sich der Autor unter Hinweis auf 2 seiner ältesten Fälle (93 und 97 Jahre mit Hirngewichten von 900 und 975 g) doch ganz in diesem Sinne aus. Dem Wasserverlust — beruhend in der verminderten Bindungsfähigkeit des alternden Gewebes (REICHARDT) — entspricht der erhebliche Abbau an wasserlöslichen Extraktivstoffen (SCHUWIRTH). Die Gliawucherung steht dabei nach SPIELMEYER in Abhängigkeit vom Grad der Parenchymatrophie. Die Glia wird demnach von dem atrophischen Prozeß nicht nur weniger betroffen (LEWY), sondern ist gleichsam mit ihrer Vermehrungstendenz gegen die allgemeine Parenchymatrophie gerichtet, ohne sie entfernt ausgleichen zu können. In den sonst gliafreien Rindenzonen 3—5 konnte FÜNFGELD faserige Glia schon von der Mitte des 6. Jahrzehnts an nachweisen.

Wasserverarmung infolge verminderter Bindungsfähigkeit, Zusammenrücken der geweblichen Elemente, Zunahme an Bindegewebe und faseriger Glia sind sicherlich hinreichende Faktoren für eine Verfestigung des Gewebes. Man wird in ihnen aber kaum mehr als den summarischen Effekt eines umfassenderen stofflichen Wandels im Hirngewebe sehen dürfen, der erst sehr wenig bekannt ist. Die Frage, welche Vorgänge letztlich die verminderte Wasserbindungsfähigkeit, die Schrumpfung und Verminderung von funktionstragendem Parenchym, die Zunahme von funktional weniger bedeutsamem Stützgewebe bewirken, bleibt fast noch unbeantwortet. HYDÉN kam zu dem bemerkenswerten Urteil, daß die Zusammensetzung der Nervenzellen im Alter von 50 Jahren bereits eine ganz andere geworden sei. „Die Ausdrucksweise, daß wir mit denselben Nervenzellen geboren werden und sterben, hat von diesem Gesichtspunkt keine Gültigkeit mehr" (HYDÉN). Die Lehre von der quantitativen Zellkonstanz wird damit nicht aufgehoben; sie erfährt aber eine notwendige qualitative Ergänzung oder — wenn man will — Korrektur.

Immerhin geben uns schon die bisherigen, vorwiegend durch Messen, Wägen und Tasten gewonnenen Daten *einen* wichtigen Hinweis. Vergleicht man die von ganz verschiedenen Autoren festgelegten Untersuchungsergebnisse an Schädel, pericerebralem Raum, Hirnkammergröße, Hirnvolumen und Hirngewicht, so zeigt sich eigentlich recht übereinstimmend im Ablauf des 6. Jahrzehnts so etwas wie ein „Alternsknick" in den Werten. Das scheint uns deshalb bedeutsam, weil diese Veränderungen kaum isoliert voneinander stehen, sondern ein System betreffen und — abgesehen vielleicht vom Schädel — miteinander in Zusammenhang stehen werden. Scharfe Grenzen wird niemand erwarten, und die Variationsbreite wird nach den allgemeinen, bei Alterungsvorgängen immer geltenden Durchschnittswerten nicht zu eng anzusetzen sein. Für unsere Fragerichtung ist aber damit ein recht brauchbarer Befund gegeben, insofern die Hirninvolution offensichtlich nicht ganz kontinuierlich bis ins Senium hinein erfolgt, sondern auch etwa vom 6. Jahrzehnt ab etwas rascher vor sich geht.

Dieser auf Grund grob-morphologischer Daten ersichtlich gewordene Abschnitt der Alternskurve besagt für den differenzierteren Alternsgang noch relativ wenig.

Die histologischen Befunde führten nur eine Stufe weiter; sie zeigten, daß jede Gewebsart in einer besonderen Weise vom Alterungsprozeß erfaßt wird (GELLERSTEDT; SJÖVALL; GRÜNTHAL). Die entscheidenden Fragen nach geweblichen Grundvorgängen blieben aber auch dann wesentlich unbeantwortet. Mit der Summe von Einzeldaten war das Gewebe noch nicht in seiner Gesamtheit erfaßt; die deskriptiv-anatomische Arbeitsweise erwies sich hierin notwendig als unzulänglich. SPATZ formulierte in diesem Sinne einmal: „Wir vergessen oft über histologischen Einzelheiten die Gewebsmasse als Ganzes". So mußte es das Bestreben sein, „hinter" all die erzielten Einzelergebnisse zu sehen, um den primären Veränderungen, damit auch dem Wesen der Alterung näher zu kommen. Dabei erwies sich als größte Schwierigkeit der Umstand, daß das gewebliche Altern im Experiment eben nicht nachzuahmen war und auch sonst experimentell schwer zugänglich blieb. Die auf die Erfassung primärer Alternsveränderungen gerichteten Untersuchungen unterscheiden sich in methodischer Hinsicht weitgehend. Der schon relativ frühzeitig geübten kolloid-chemischen Betrachtungsweise, die das Hirn als ein aus Biokolloiden aufgebautes Organ auffaßte, kam es von vornherein auf die allen geweblichen Strukturen gemeinsamen Zustandsänderungen beim Altern an. Die einzelnen histologisch, überhaupt morphologisch verifizierten Daten galten danach nur als verschiedene Zwischen- oder Endprodukte einer im Grunde einheitlichen geweblichen Alteration, in deren Mittelpunkt synäretische Prozesse im Plasma und schließlich die sog. Plasmahysterese standen (MARINESCO; v. BRAUNMÜHL; SJÖVALL; v. TSCHERMAK; OMOROKOW). Man übertrug dabei Kenntnisse aus dem Gebiet der Kolloide und Biokolloide auf das gewebliche Altern (GRAHAM; PAULI; ZSIGMONDY; BACHMANN; SAMEC; BAUER; DAHR; ROCASOLANO; DOGLIOTTI; SANDI u. MCDONALD; SAITSCHENKO; VIALE; KUHN; LIPATOW; MUKOYAMA; ZOCHER u. JACOBSOHN; LICHTWITZ, LIESEGANG u. SPIRO; LAMPERT; v. NEUENSTEIN; RUZICKA). Besonders v. BRAUNMÜHL verfocht diese durch die Unterscheidung primärer und sekundärer synäretischer Abläufe im Gewebe vervollständigte These. „Alterserscheinungen sind Vorgänge in der lebenden Substanz, bei denen infolge der häufigen Wiederholung alle Grundabläufe samt und sonders zunehmend irreversibel werden, samt und sonders zunehmend Hysterese zeigen." In Anlehnung an RUZICKA sprach man ganz in diesem Sinne von einer „entropischen" Erscheinung im Plasma (v. BRAUNMÜHL, HALLERVORDEN), womit der sonst wesentlich im physikalischen Bereich geltende Begriff der „Entropie" auf biologische Vorgänge übertragen wurde. Die Rückführung der Hirnalterung auf einen physiko-chemischen, schicksalhaft ablaufenden Grundprozeß am Parenchym hatte von Anbeginn an etwas Bestechendes, zumal ihm eine breitere biologische Basis zugemessen wurde. LINZBACH entwickelte erst in letzter Zeit ähnliche Gedankengänge in Bezug auf ein anderes Organ, das Herz. Die am alternden Hirn gewonnenen grob-morphologischen Daten lassen sich unschwer durch ein verändertes physiko-chemisches Verhalten des Parenchyms erklären; es stellt keine Anforderung an die Vorstellung, daß Wasserverarmung, Schrumpfung und Konsistenzzunahme auf einen derartigen parenchymalen Grundprozeß zurückgehen könnten. Es sind nur dieser Betrachtungsweise immer Bedenken entgegengestellt worden, als deren wichtigste das Fehlen einer experimentellen Grundlage — abgesehen von Grundversuchen RUZICKAS —, das Angewiesensein auf Analogieschlüsse und Modellversuche zu nennen sind. Solche Einwände — so zutreffend sie auch sein mögen — müßten noch nicht allzuviel bedeuten, da auch eine noch nicht bewiesene Anschauung durchaus zu Recht bestehen könnte. Es ist indes nicht nur dieser Mangel des Beweises, sondern die Meinung einer angesichts der Mannigfaltigkeit der am geweblichen Altern beteiligten Faktoren (Stoffwechsel, Enzyme, Hormone, Vitamine, ionale Verhältnisse) zu einseitigen Wertung, der manche Autoren (u. a. MARINESCO in späteren Arbeiten, LAFORA) vor der ausschließlichen Gültigkeit des kolloid-chemischen Grundvorganges Synärese—Hysterese warnen ließ.

Geradezu entgegengesetzt war die Arbeitsrichtung der Histochemie, die dem spezifischen Zustandekommen bzw. der Wandlung einzelner histologischer Strukturen oder einzelner Stoffe nachging. Es wurden zwar — was bei den ganz anderen Methoden nicht überraschen kann — keine die kolloid-chemische Anschauung entkräftenden oder widerlegenden Befunde erhoben, wohl aber der Einblick in den Vorgang der Hirnalterung außerordentlich vertieft. Deshalb gehören solche Ergebnisse auch an diese Stelle, zumal das gleiche Substrat ganz verschiedenen Aspekten — dem chemischen, physikalischen, physiko-chemischen — zugänglich sein muß. Man kann aber — ohne den Dingen Gewalt anzutun — schon aus heuristischen Erwägungen in der kolloid-chemischen Betrachtungsweise so etwas wie eine Klammer um die zahlreichen Einzelbefunde sehen. Daß kolloidale Zustandsänderungen nicht nur am Zustandekommen der grob-morphologischen Daten, sondern auch der alternsgebundenen Feinstrukturen, der verschiedenen „Niederschlagsbildungen" beteiligt sind, ist nicht bestritten worden. Umstritten ist nur, ob es sich dabei um *den* Grundvorgang handelt, ob derartige Zustandsänderungen *neben* (gleichzeitig oder folgend) anderen Faktoren oder gar erst auf einer anderen Stufe des Alterungsprozesses einwirken. Immerhin stehen in den Vorstellungen um den bisher erfahrenen submikroskopischen Aufbau von Cytoplasma (LICHTWITZ, LIESEGANG u. SPIRO), von Neurofibrillen und Achsenzylinder (PÉTERFI; RICHARDS, ANDERSON; STOCKENIUS u. ZEIGER), von Glia (HORÁNYI u. HAJOSSI) kolloid-chemisch zu deutende Zustände und Vorgänge mit an erster Stelle. Die Vorsicht gegenüber einem so außerordentlich schwer zu überschauenden Gebiet mahnt indes, in diesen Vorstellungen nur einen, wenn auch besonders umfassenden Aspekt zu sehen. Wie sehr die Erträge der verschiedenen Untersuchungsrichtungen und Auffassungen den für unser Anliegen so wichtigen Inhalt des Begriffes „Hirnalterung" bereichern, erweist sich schon am Beispiel der sog. „Pigmentdegeneration".

Das aus einer Lipoid- und einer Pigmentkomponente aufgebaute, an ein Proteid gebundene Lipofuscin (BETHE) war ursprünglich nur Objekt verschiedener Deutungen: Schlackenstoff (MÜHLMANN; LUBARSCH; RIBBERT) — nicht utilisierter Nutzstoff (WEGELIN; ALTSCHUL; REICHINSTEIN). MARINESCO und SJÖVALL sahen in diesem intracellulär sich anreichernden Stoff kolloid-chemisch „eine disperse Phase mit Tendenz zur Dispersitätsabnahme und schließlicher Ausflockung". Tatsächlich nimmt die Lipoidkomponente ab, die Pigmentkomponente in den größer werdenden Granuala zu. Anders stellen sich die gleichen Veränderungen im Lichte histo-chemischer Untersuchungen dar. Die Röntgenmikroradiogramme von HYDÉN nach Enzymbehandlung (krist. Ribonuclease) der Nervenzellen deuten auf einen recht charakteristischen Alternsgang des Cytoplasma. In den vermehrt mit Lipofuscin beladenen Zellen sinkt der Wert für die Pentosenucleinsäuren (Nachweis mit Ribonuclease) ab; das Pigment selbst gibt keine Enzymreaktion mehr. Es entspricht dem Alternsgang der großen Ganglienzellen (eine Bevorzugung der motorischen Zellen hat sich nicht bestätigt) ein Verlust an Liponucleoproteiden und ein entsprechender Anstieg von Lipoproteiden anderer Zusammensetzung mit komplexem Chromophor (vermutlich zur Gruppe der Pterine gehörig). MARINESCO weist nun auch der alternsbedingten Abnahme der Oxydasen und Peroxydasen für diese Parenchymumwandlung einen wichtigen Platz zu (inverse Beziehung zwischen Menge des Pigments und den Oxydasen). Daß die Pigmentumwandlung der Glia später erfolgt (LEWY), kann als Hinweis auf die besonders von LUMIÈRE herausgestellte zeitliche Abhängigkeit der Alternsmetabolie von der Differenziertheit der einzelnen Gewebsarten aufgefaßt werden.

An diesem Beispiel wird zugleich der ganze Fortschritt in der Alternsforschung am Hirn deutlich. Den Pigmentgranula wird nicht nur die eine oder andere Bedeutung zugesprochen, sondern sie gelten selbst als Ausdruck einer zwar partiellen, aber tiefgreifenden und spezifischen Umwandlung des befallenen Cytoplasma. Nach MARINESCO bildet sich mit ihm ein relativ stabiler, gegenüber verschiedenen Noxen anders als die ultramikroskopischen Plasmabestandteile reagierender Zellkomplex. Das Leben dieser Zellen ist zwar keineswegs bedroht, aber es läuft mittels veränderter Beziehungen und Reaktionen ab (LAFORA). Die Parenchymumwandlung erschöpft sich nun keineswegs in der pigmentösen „Degeneration", zumal diese gar nicht in allen Hirnterritorien anzutreffen ist (lipophile und lipophobe Gebiete). Sie ist nur *ein* auf das Cytoplasma beschränkter, morphologisch besonders gut nachweisbarer Anteil. Nur scheint uns an diesem Beispiel ein Modell für die tiefgreifende Natur der Alternsumwandlung am Hirnparenchym in die Hand gegeben. Die morphologischen Untersuchungen GELLERSTEDTS wie auch die der anderen Autoren an normalen Altershirnen zeigen die weiteren Veränderungen der Ganglienzellen selbst, der Achsenzylinder, der zelligen und faserigen Glia, die Ablagerung von Eisen, Pseudokalk, das Auftreten von Corpora amylacea und besonderer Zelleinschlüsse. Zunahme mit dem Alter, Ortsspezifität der meisten dieser Veränderungen und Variabilität im Auftreten sind die drei durchgehend ableitbaren Regeln für diesen differenzierten Alternsgang des Hirnparenchyms. Daß auch mit ihnen allen nur die morphologische Erscheinung umfassender, vermutlich vielseitig verschränkter Zustandsänderungen gegeben ist, darf wohl behauptet werden.

Eine weitere Bereicherung erbrachten chemische Untersuchungen. So ergaben Fraktionsbestimmungen (BÜRGER; KLENK; SCHUWIRTH) einen absoluten Anstieg der Lipoide (Cholesterin, Glycerinphosphate, Sphingomyeline, Cerebroside) mit dem Alter. Besonders gut orientiert hierüber die zusammenfassende Darstellung durch M. BÜRGER (Tabelle S. 57), der sich der chemischen „Biomorphose" des Hirns vorzüglich widmete. Die Untersuchung der Eiweiße stößt bekanntlich wegen des großen Lipoidreichtums auf Schwierigkeiten schon wegen der bei der Lipoidentfernung leicht einsetzenden Denaturierung (KLENK). Die verminderte Wasserbindungsfähigkeit, die geringe Schwellungsbereitschaft, die veränderte Reaktion gegenüber 10%igem Formalin (W. P. MÜLLER) sind aber schon als Hinweise auf eine veränderte Zusammensetzung der Eiweiße angesehen worden. Ob und wieweit die sog. progressive Diskolloidität der humanen Plasmaeiweiße auf eine allgemeinere Umwandlung der Eiweißkörper deutet, steht durchaus offen, wenn auch enge Beziehungen vermutet werden. Die Verschiebung des Albumin/Globulin-Quotienten zugunsten der gröber dispersen Globuline von 2,28 im 1. Jahrzehnt auf 1,42 im 8. Jahrzehnt (KÖPPEL; SOERGEL; NÖCKER u. BEMM); der Anstieg besonders der β-Globuline nach dem Ultrazentrifugat (SVEDBERG) — eine elektrophoretisch abtrennbare Globulinfraktion vermag sich mit Kongorot zu verbinden —; die sprunghafte Zunahme der Fibrinfraktion im 5. Jahrzehnt (SCHULZ); die Änderung der Hydratation und der elektrolytischen Dissoziation der Plasmakolloide (KÖTTGEN); der Aktivitätsverlust der Proteinasen mit der Minderung ihrer Akkomodation (ABDERHALDEN) zeigen Werte, die für den im Alter physiologisch einsetzenden Umbau der Eiweiße allgemein sehr hoch veranschlagt werden (MOREL u. WILDI).

Im Zusammentragen aller Einzelergebnisse kann sich nur der Eindruck von der wirklich umfassenden stofflichen Wandlung verstärken. Die bekannten histologischen und grob-morphologischen Daten erscheinen in diesem ganzen Ablauf nur als die methodisch noch am besten zugänglichen Endglieder. Niemand weiß schon etwas Sicheres um *einen* Grundprozeß, und niemand kennt bisher das erste Glied in der Kette der Alternsprozesse, die sich kaum einer einzigen Untersuchungsmethode erschließen werden. Neuerdings finden sich — allerdings vereinzelt — Stimmen, die ein Nachlassen der Gefäßfunktion in der entscheidenden Gewebsstrecke über eine ungenügende O_2-Versorgung des Parenchyms an erste Stelle setzen wollen (BASTAI u. DOGLIOTTI).

Es schien für unser Thema, das sich mit bestimmten Reaktionsweisen alternden Hirngewebes befassen will, unumgänglich, Art und Ablauf dieser Gewebsalterung zu vergegenwärtigen, auch wenn die angeführten Befunde z. T. über das im engeren Sinne interessierende Gebiet hinausgehen sollten. Die für uns wichtigsten Einsichten bleiben aber die umfassende Art der Umwandlung, ihr nach vielen Daten offensichtlich rascherer Ablauf um das 6. bzw. 7. Jahrzehnt sowie das Auftreten eines physikalisch und — bezogen auf das Hirngewebe — auch physiko-chemisch veränderten Systems.

Die Alternsumwandlung des Mesenchyms, insbesondere der Gefäße, ist trotz verschiedener cerebraler Sondereinrichtungen entscheidend extracerebral bestimmt. Die dabei erkennbar werdenden Kräfte, ihr zeitliches Einwirken sind uns jedoch mittelbar für den Begriff der Hirnalterung bedeutsam. Es gibt auch an diesem System einen physiologischen Umbau, eine „physiologische Sklerose" (NORDMANN), abtrennbar von den eigentlich pathologischen Alterationen (ASCHOFF; BREDT; SJÖVALL; MEYER). Die wesentliche Erscheinung liegt im Verlust von funktionstragendem elastischen Gewebe, im Ersatz durch minder differenziertes, kollagenes Gewebe oder durch funktionsschwächere pseudo-elastische Fasern (NORLÉN; WOLFF). Zu dieser physiologischen Sklerose werden gerechnet die Arterio- bzw. Capillarfibrose (BIELSCHOWSKY; GELLERSTEDT; SYMCHOWICZ; SCHOLZ; SPIELMEYER; LINDGREN; PRÉVÔT; ROSENBLATH); die Aufsplitterung der Lamina elastica interna — eine Lamina elastica externa fehlt vom Eintritt in die Schädelhöhle an — (HACKEL; FOSTER); die Ektasie der größeren und eine gewisse Verengerung der kleineren und kleinsten Arterien. Diese Veränderungen erfahren nun nach dem Urteil der genannten Autoren eine deutliche Akzentuierung im Laufe des 5. („Die absteigende Periode des Gefäßlebens" ASCHOFF) und 6. Jahrzehnts. Zu dem gleichen Zeitpunkt ändern sich auch in entsprechender Weise bestimmte Sondereinrichtungen der cerebralen Strombahn, die muskulär-elastischen Verzweigungspolster. Diese arteriellen Polster waren zwar durch THOMA; BENNINGHOFF; JORES; BINSWANGER u. SCHAXEL schon bekannt; ROTTER und Mitarbeiter (HINRICHS; WELLMER) konnten aber an Hirnen kreislaufgesunder alter Menschen den Zeitpunkt des geweblichen Wandels dieser „Sondereinrichtungen der cerebralen Kreislaufperipherie" und deren vermutliche Folgen für die Funktion genauer festlegen. Über die Morphologie und das Verhalten der Hirncapillaren im Alter liegen nur sehr wenig gesicherte Kenntnisse vor. O. MÜLLER vermerkte sehr vorsichtig Verkümmerungs- und Verarmungserscheinungen; CLARA sprach sich mehr für einen Ausfall peripherer Anastomosen aus. Die Befunde CREPETS an den Zwischenhirncapillaren verdienen insofern einige Beachtung, als LEWY gerade an den zentral-vegetativen Gebieten sehr deutliche Alternsveränderungen feststellte, diese wieder für die verminderte vegetative Regulation im Alter verantwortlich machte. Der Hinweis CREPETS auf die „Capillaropathie" von BASTAI u. DOGLIOTTI (in Abänderung des Satzes von CAZALIS: Der Mensch hat das Alter seiner Capillaren) scheint gewagt und auch bedenklich. Es gäbe danach kein primäres, sondern nur mehr ein sekundäres, gefäßabhängiges Hirnaltern. Für die Gefäßalteration macht nun HUECK eine chemische oder chemisch-physikalische Desorganisation der mesenchymalen Grundsubstanz verantwortlich. Die gleichen Kräfte sieht ROTTER an den Verzweigungspolstern der cerebralen Strombahn am Werke. SCHALLOCK, der sich besonders den Veränderungen der Grundsubstanz widmete, vermutet eine Feinstaggregation von Polysaccharidsäuren, Proteinen und Lipoiden. Ein Effekt dieser Umwandlung wäre nach ihm auch eine Viscositätssteigerung. Es macht nachdenklich, daß man am Mesenchym im Prinzip auf Vorgänge stößt, wie sie auch für die Alternsmetabolie des Hirngewebes erwogen werden.

Eine Beziehung Substrat—Funktion läßt sich nun für das Gefäßsystem weit übersichtlicher aufstellen als etwa für das Hirngewebe.

Die bisher vorliegenden Untersuchungen ergaben — ähnlich wie am Hirnparenchym — veränderte klinische Werte besonders vom 6. Jahrzehnt ab: Einen Anstieg des Blutdrucks und der Blutdruckamplitude (WEZLER u. BÖGER), in der Kurvenform übereinstimmend mit den Elastizitätskurven alternder Arterien (HOCHREIN; FRANK); eine mit dem Amplitudenanstieg — der systolische Druck steigt höher als der diastolische — in Zusammenhang stehende Steigerung des peripheren Widerstandes; ein Überwiegen hypodynamer Reaktionen (MICHEL); eine Häufung feinerer orthostatischer Regulationsstörungen (MICHEL; BRADBURY u. EGGLESTON); eine Verlängerung der Blutumlaufzeit zwischen Alveolargefäßen und verlängertem Mark (HEINRICH, allgemein nach KOCH; MATTHES, GÖPFERT u. GROSS; SCHLEICHER; WEZLER; DYCK); eine verminderte Capillarresistenz (KÜHN); eine verlängerte Latenz der Capillarreaktion (HEINRICH; HOFF u. KESSLER). Das Entscheidende liegt in der Feststellung, daß es sich durchgehend um Alters*norm*werte handelt. Tatsächlich haben die Untersuchungen von WEZLER u. BÖGER ein derartiges Aufeinander-Abgestimmtsein von Gefäßalteration und veränderter Funktion ergeben, daß die für die Gewebsversorgung entscheidende hämodynamische Funktion längere Zeit hindurch stabil bleibt. Mit dem steigenden Volumelastizitätsmodul x steigt proportional das Windkesselvolumen V, womit der elastische Gesamtwiderstand E eine konstante Größe abgibt ($E = \frac{x}{V}$). Auch für die Carotis besteht ein ähnlich proportionales Verhältnis zwischen Elastizitätsverlust und Pulswellengeschwindigkeit bei abnehmender Eigenschwingungsdauer. Durch diese Anpassungsfähigkeit der Kreislauffunktion an die veränderten Wandverhältnisse — die ihrerseits großteils schon Ausgleichsvorgänge darstellen — wird das Physiologische dieser Alternsumwandlung geradezu dokumentiert. Noch ohne das Einwirken pathologischer Prozesse scheint aber von der Mitte des 6. Jahrzehnts ab die Anpassungsgrenze erreicht. Die Erhöhung des peripheren Widerstandes, der Anstieg des Blutdrucks und der Blutdruckamplitude, die Mehrbelastung der Gefäßwände und des Herzens führen zu einer physiologischen Insuffizienzgrenze (WEZLER u. BÖGER). Der Abfall des Venendruckes um das 55. Jahr (SKAFFIDI) in Zusammenhang mit der ebenfalls physiologischen Insuffizienzgrenze des Herzmuskels (FREY; WEZLER) gelten als die ersten Anzeichen dieser Entwicklung. Auch die Gefäßwand selbst gerät nach LINZBACH über den sich aus dem Wandumbau ergebenden circulus vitiosus im Ausgang des 5. Jahrzehnts in einen Zustand relativer Insuffizienz (schlechtere Ernährung infolge ungünstiger werdenden Verhältnisses zwischen Oberfläche und Volumen $= O/V$).

Die physiologische Gefäßalterung mit Änderungen von Teilfunktionen und Erhaltung der wichtigen hämodynamischen Funktionen, wie die aus physiologischen Ursachen entstehende Insuffizienzgrenze für Gefäß und Funktion, sind uns mittelbar wichtige Ergebnisse. Sie gelten auch für den Hirnkreislauf, der trotz verschiedener morphologischer und reflektorischer Sondereinrichtungen insoweit als Teil des Gesamtsystems anzusehen ist.

Es stimmen damit auch die mittels der verschieden modifizierten Stickoxydulmethode (S. KETY; P. SCHEINBERG; SLYKE u. NEILL) erhaltenen Werte für die cerebrale Gesamtdurchblutung und den O_2-Umsatz gut überein. Besonders die Untersuchungen von FAZEKAS, ALMANN u. BESSMANN; HIMWICH ergaben — in Abwesenheit pathologischer Gefäßveränderungen — ein Absinken der Werte im 5., deutlicher noch im 6. Jahrzehnt. (Durchblutung bei Erwachsenen unter 50 Jahren 54,2, über 50 Jahren 42,5; O_2-Verbrauch bei Erwachsenen unter 50 Jahren 3,5, über 50 Jahren 2,4.) Nach Beatmung mit 5% CO_2 kam es bei den älteren, gefäßgesunden Personen nur zu einem geringen Anstieg der Durchblutungsgröße. Diese erst in den letzten Jahren errechneten Werte erklären zu ihrem Teil die ältere Erfahrung, daß Eingriffe am cerebralen Gefäßsystem vom 50. Lebensjahr ab mit einem sehr hohen Risiko für das Gewebe belastet sind (BAILEY; DANDY). Die Akkomodationsgrößen erweisen sich als erheblich eingeengt. Nach den bisherigen, allerdings noch nicht auf das Altern ausgedehnten Untersuchungen an Katzen- und Hundehirnen von HIMWICH und FAZEKAS sowie von SOKOLOFF; LANDAU; FREYGANG; ROWLAND; KETY liegen für Durchblutungsgrößen und Sauerstoffumsatz auch nennenswerte regionale Unterschiede vor. Da derartige Differenzen vermutlich ebenso am menschlichen Hirn — auch während dessen Altersinvolution — bestehen werden, könnte sich damit ein physiologisches Korrelat auch zu den morphologischen Befunden der Vogtschen Schule über das topistische Hirnaltern ergeben. Ganz gleich wie man die Zusammenhänge zwischen Gewebe, Gefäßsystem, Kreislauffunktion und stofflicher Versorgung des Gewebes einmal sehen wird — gleichzeitig (abhängig oder unabhängig) oder einander in der einen oder anderen Richtung folgend —: es ergibt sich eine gerade in zeitlicher Hinsicht weitgehende Übereinstimmung in der Involution aller Größen. Diese umfassende Involution einmal aufzuzeichnen, war die Aufgabe dieses Abschnittes, der die Grundlagen für die weiteren Beobachtungen und Feststellungen bilden soll.

II. Klinische Beobachtungen und Feststellungen

a) Das Commotio-Syndrom im höheren Lebensalter

Trotz der gut gesicherten Daten zur Altersmetabolie des Hirnorgans muß jede klinische Bearbeitung des Themas mit großen Schwierigkeiten rechnen. Mit dem Umstand des individuellen Alterns und der häufig unzureichenden oder gar fehlenden Gewißheit von nur physiologischen, noch nicht pathologischen Altersveränderungen am Hirn — verstärkt durch mangelnden Einblick in die Vorgeschichte — sind schon die wichtigsten genannt. Sie sind im Grunde umfangreicher, weil beginnende pathologische Veränderungen am Hirn infolge „kompensatorischer", „eigenregulativer" Möglichkeiten und Maßnahmen klinisch noch unerkennbar sein können. Man hat weiter erfahren müssen, daß hinter der Fassade anscheinend rein psychologisch bedingten, von reaktivem Beiwerk begleiteten Kräftenachlassens schon der schwelende Hirnprozeß stehen kann (BERINGER und MALLISON). Die Erfahrung setzt deshalb auch bei günstigen Voraussetzungen (Vorgeschichte) allzu schematischen Vorstellungen eine Grenze. Die Ausgangslage des vom Trauma betroffenen alternden Hirns ist nur selten eindeutig bestimmbar. Eine zusätzliche Unsicherheit ist durch die häufig genug schwer zu entscheidende Diskussion um den Grad des Traumas (Commotio—Contusio) gegeben. Trotzdem wird man auf eine Bearbeitung des so dringlichen Themas nicht verzichten, weil ein näherer Einblick nur von der Klinik her zu erhoffen ist. Die entscheidende Frage ist, wie eine derartige Bearbeitung zu gestalten ist, um bei dem so unübersichtlichen Gebiet zu brauchbaren Ergebnissen, vielleicht sogar zu Regeln zu kommen. Vieles mußte von langfristiger Beobachtung, objektiven Erhebungen und ausreichender Erfahrung abhängen. Nach längerer Beschäftigung mit solchen Fragen schien das Commotiosyndrom als vorwiegend unmittelbare Äußerung des traumatisierten Hirns ein geeigneter Ausgangsbefund. Da das besondere Interesse der Commotio cerebri galt, wurden — so weit dies durch die klinischen Mittel eben möglich ist — alle die Zustandsbilder unberücksichtigt gelassen, die von vornherein auf eine ernstere Hirnläsion schließen lassen mußten. Es ist dies freilich kein sehr präziser, aber doch ein klinisch üblicher und bei entsprechender Erfahrung auch brauchbarer Maßstab, der bei genügender Breite des Materials auch an Zuverlässigkeit gewinnen mußte. Daß dabei noch mancher vom neurologischen Befund her nicht diagnostizierbare Rindenprellungsherd mit einbezogen werden kann, ist ein kaum zu vermeidender Umstand. Es wurde mit diesem Vorgehen jedenfalls die Gruppe der leichteren stumpfen, gedeckten Schädelhirntraumen herausgegriffen. Absichtlich wurde der zu vermutende prätraumatische Zustand des Hirns nicht von vornherein zum Auswahlprinzip erhoben. Es unterblieb dies nicht wegen der vorhandenen, schon erwähnten Schwierigkeiten der Differenzierung, sondern weil sich dieses Vorgehen geradezu als zweckmäßig erwies. Insoweit hat das Material als unausgelesen zu gelten.

Es wurden in den Jahren 1953/56 die wesentlichen Symptome des Commotiosyndroms bei Unfallverletzten jenseits des 50. Lebensjahres möglichst genau registriert, das entsprechende Material unter Heranziehung des Klinikarchivs bis zum Jahre 1949 sowie des Archivs der Chirurgischen Klinik der Jahre 1949/55 erweitert. Ausgewählt wurden nur die Fälle mit weitgehend gesichertem reinen Unfallhergang und sofort angeschlossener Krankenhaus- bzw. Klinikbehandlung. Von den selbst untersuchten Fällen kam innerhalb der Beobachtungszeit ein Großteil noch mehrfach zur Nachuntersuchung, so daß recht verläßliche Aufzeichnungen geschaffen werden konnten. Wir verfügten danach über ein Gesamtmaterial von 586 Fällen, die sich auf die einzelnen Jahrgänge wie folgt verteilen:

50/59:	311				
60/64:	113	173	80/84:	16	28
65/69:	60		85/89:	9	
70/74:	40	74	90/94:	3	
75/79:	34				

Die entscheidenden klinischen Eindrücke entstanden an den zahlreichen selbst untersuchten Fällen der verschiedenen höheren Altersklassen. Es zeigten sich nämlich recht häufig und mit dem Alter eigentlich in steigendem Maße gewisse Änderungen gegenüber dem vollen Commotio-Syndrom, wie dies trotz aller quantitativen Schwankungen bei entsprechenden Verletzungen bei Angehörigen niederer Altersklassen aufzutreten pflegt. Erst die Sammlung einer verbindlichen Anzahl wies auf ein relativ regelhaftes Verhalten hin. Verglichen mit der Ausprägung und Dauer der primären Bewußtseinsstörung, den retro- und anterograden Amnesien, dem schon nicht mehr den Primärerscheinungen zuzuordnenden Reizphänomen des Erbrechens resultierte auffallend häufig ein *blasses* und *unvollständiges* Syndrom. Den Bemerkungen bei MEIXNER, STRASSMANN und THEATO mußten ähnliche Beobachtungen zugrunde liegen. Wir konnten jedoch nach der ganz überwiegenden Zahl der Fälle keine befriedigende und ausreichende Erklärung durch entsprechend gehäufte Schädelfrakturen, durch verminderte Stoßkraft oder besondere Stoßrichtungen finden. Da sich schon im 6. Jahrzehnt recht zahlreiche solcher Fälle ergaben, schien es uns auch unbefriedigend, einfach nur die veränderten physikalischen Verhältnisse infolge des etwas vertieften pericerebralen Raumes und der weiter werdenden Kammern dafür in Anspruch zu nehmen. Besonders eigenartig berührte uns die Feststellung, daß selbst Fälle mit gesicherter Gefäßsklerose oder mit schon länger bestehendem Hochdruck sich in der Blässe und Unvollständigkeit des Commotio-Syndroms nicht von Fällen ohne derartige pathologische Zusätze zu unterscheiden brauchten. Dies war schon deshalb ungewöhnlich, weil nach der üblichen, am klinischen Bild sicherlich nicht genügend überprüften Meinung in solchen pathologisch veränderten Fällen wohl immer ein Mehr schon an Primärsymptomen unterstellt wird. Nur um diese letzten Eindrücke zu illustrieren, sollen je 3 geeignete, sich etwa entsprechende Fälle (a) altersentsprechend und gefäßgesund; b) allgemein- und cerebralsklerotisch; c) hypertonisch ohne erkennbare cerebralsklerotische Zeichen) aus dem 6. (I) und 8. (II) Jahrzehnt mit den wichtigsten Daten als Beispiele angeführt sein:

I a) *I/Nr. 7 N. Wilhelm H.*, geb. 19. 12. 1898 aus B., im Beruf stehender, gesunder Maschinenmeister. Am 20. 2. 1953 (54 Jahre) gedeckte Verletzung rechts parietal mit Weichteilwunde und Kieferbruch infolge Berstens einer auf Hochtouren laufenden Bierzentrifuge. H. wird zu Boden geschleudert, ist sofort für höchstens 5 min bewußtlos (ohne folgende stärkere Benommenheit), anschließend kein Brechreiz, kein Erbrechen. Die Amnesie ersteckt sich praktisch nur auf den Unfallhergang. Bei der Untersuchung im versorgenden Krankenhaus: keine Schädelfraktur, keine neurologischen Ausfälle (durch spätere nervenärztliche Untersuchung bestätigt), sonst typische Beschwerden (Kopfschmerz, Schwindelneigung bei Bewegen).

I b) *I/Nr. 12 N. Karl K.*, geb. 14. 11. 1896 aus K., Arbeiter und Landwirt. Am 18. 1. 1953 (56 Jahre) bei Waldarbeit gedeckte Verletzung re. parietal durch stürzenden Baum. K. fällt, ist für knapp 10 min bewußtlos, anschließend nicht weiter benommen. Kurzdauernde Übelkeit, kein Erbrechen. Die Erinnerung reicht bis zum Unfall; es besteht auch keine anterograde Amnesie. Die Untersuchung im Krankenhaus ergibt: Weichteilwunde am Hinterhaupt, Fissur re. Scheitelbein, Fraktur der 5. Rippe li., keine neurologischen Ausfälle. Die etwa 3 Monate später folgende nervenärztliche Untersuchung zeigt Hypomimie, leichten Rigor am re. Arm, mäßigen Ruhetremor an re. Hand und re. Unterarm. Das Zittern und ein „Steifegefühl“ am re. Arm werden schon in die Zeit vor dem Unfall datiert. RR: 150/100. Psychisch noch kein Abbau feststellbar.

I c) *I/Nr. 20 N. Wilhelm Chr.*, geb. 17. 4. 1896 aus E., Arbeiter und Landwirt. Chr. stürzt am 24. 7. 1953 (57 Jahre) durch ein Loch vom Heuboden 3—3½ m tief auf harten Boden, schlägt mit Stirn und Scheitelgegend re. auf. Keine volle Bewußtlosigkeit, nur benommen für 5—10 min, kurzes einmaliges Erbrechen. Keine retrograde Amnesie. Befund im Krankenhaus:

keine Schädelfraktur feststellbar, Weichteilwunden am Augenrand re., zwischen Stirn und Scheitelbein re., Hörverschlechterung re. Bei nervenärztlicher Untersuchung etwa 4 Mon. nach dem Unfall ergibt sich ein normaler neurologischer Befund. RR beträgt 175/100; nach Auskunft des Hausarztes ist der Blutdruck mindestens seit 2 Jahren erhöht, ohne daß schon Symptome einer cerebralen Durchblutungsstörung bekannt waren. Psychisch keine cerebralsklerotischen Zeichen.

II a) *V/Nr. 9 N. Dr. Apollo M.*, geb. 30. 9. 1878 aus B., körperlich und psychisch noch rüstiger Tierarzt. Am 5. 9. 1954 (76 Jahre) Autounfall mit starker Prellung an Kopf, Brust und Unterbauch li., M. hörte noch den Knall des Zusammenstoßes, war dann sofort für 5—8 min bewußtlos. Nach Ablauf ½ Std mehrmaliges Erbrechen und nachfolgende Übelkeit. Keine retro- oder anterograde Amnesie. Befund im Krankenhaus: Keine Schädelfraktur, aber Verdacht auf Rippenfraktur li. Keine neurologischen Ausfälle. Nervenärztliche Untersuchung erfolgt etwa 6 Monate später, wobei nichts Pathologisches festgestellt werden kann. RR.: 165/95.

II b) *IV/Nr. 4 N. Ludwig H.*, geb. 14. 8. 1884 aus St., Landwirt, der seit April 1949 wegen arthritischer Beschwerden, Wirbelsäulenveränderung und Gefäßsklerose invalidisiert ist. Am 5. 10. 1954 (70 Jahre) schlägt ihn beim Abschirren eine Kuh, so daß er nach hinten mit dem Hinterkopf auf das Pflaster fällt. Der 3—4 min dauernden Bewußtlosigkeit folgt Brechreiz ohne Erbrechen. Keine retrograde, keine anterograde Amnesie. Im Krankenhaus Versorgung der Weichteilwunden am Hinterhaupt und Schlagwunde li. fronto-temporal. Röntgenologisch keine Schädelfraktur. Es bestehen auch keine neurologischen Ausfälle. Die nervenärztliche Untersuchung etwa 6 Monate nach dem Unfall zeigt einen körperlich kleinen, noch relativ rüstigen, psychisch aber deutlich nivellierten Mann mit Merkschwäche, dysphorischer Verstimmung und Affektinkontinenz. RR: 140/85. Den Invaliditätsakten waren die Symptome einer sklerotisch bedingten psychischen Alteration bereits zu entnehmen.

II c) *IV/Nr. 5 N. Friedrich R.*, geb. 11. 1. 1880 aus B., Landwirt. Am 10. 7. 1954 (74 Jahre) kommt es bei einem Autounfall (2mal überschlagen) zu einem stumpfen Schädelhirntrauma und erheblichen Verletzungen am re. Arm. R. war sofort für 2—3 min bewußtlos, verspürte dann kurze Zeit Übelkeit, ohne daß es zum Erbrechen kam. An den sofortigen Transport ins Krankenhaus hat er volle Erinnerung. R. vermag auch die Ereignisse bis zum Unfall anzugeben: das Rutschen des Wagens und das Festhaken seines Armes an der Tür beim Versuch sich festzuhalten. Eine Schädelfraktur war auszuschließen, die Verletzungen am re. Arm erwiesen sich peripherer Art. Der bereits seit Jahren erhöhte Blutdruck zeigte den Wert von 200/105. Vor dem Unfall bestand auch eine mäßige Schwerhörigkeit. Die neurologische Untersuchung 9 Monate nach dem Unfall bot bei allgemein schwachen, unsystematisch differenten Reflexen keine zentral bedingten Alterationen. Der Blutdruck wurde wiederholt bei RR 200/100 bestimmt.

Es interessiert an dieser Stelle nicht der Verlauf, sondern nur das Kommotionssyndrom, das hier wie in vielen anderen auch primär pathologisch markierten Fällen außerordentlich häufig blaß und vielfach unvollständig auftrat. Jedenfalls zeichneten sich sogenannte pathologische Hirnreaktionen (Reichardt) am Kommotionssyndrom ungleich seltener ab, als nach der Beschaffenheit solcher Fälle unter Berücksichtigung des Unfallherganges zu erwarten stand. Auffallend häufig heißt noch nicht regelmäßig; denn es zeigten sich natürlich voll ausgebildete, schwerer wirkende Syndrome und in schon pathologisch veränderten Fällen auch pathologische Reaktionen, jedoch schien das Verhältnis ungleich in Richtung eines symptomarmen und zeitlich eingeengten Syndroms verschoben. Vielfach fand sich die volle Bewußtlosigkeit, wo man sie eigentlich erwartete, durch eine relativ flüchtige oder kurzdauernde Benommenheit ersetzt; in zahlreichen Fällen zeigten sich weder Brechreiz noch Erbrechen; die retrograde Amnesie war, sofern eine solche überhaupt bestand, sehr kurz. Desgleichen fanden sich meist nur flüchtige anterograde Amnesien; ausgeprägtere oder protrahiert abklingende Benommenheitszustände waren demzufolge relativ selten.

Dabei ließ es die Beobachtung angezeigt sein, eine Gruppierung in einzelne Altersklassen vorzunehmen. Eine summarische Zusammenfassung aller Verletzten im höheren Alter mußte nach unseren Feststellungen merkliche Unterschiede unerkannt lassen und verwischen. Die Beobachtungen wurden, getrennt nach den wichtigsten Phänomenen der Syndrome, an dem erweiterten Material überprüft, wobei sich folgende Zahlen ergaben:

Tabelle 1. *Dauer der Bewußtlosigkeit*

Alter	Zahl[1]	Bis 5 min		15 min		30 min		60 min		über 60 min	
		Zahl	%[1]	Zahl	%[1]	Zahl	%[1]	Zahl	%[1]	Zahl	%[1]
50—59	311	178	57,3	69	22,1	45	14,5	11	3,5	8	2,6
60—64	113	72	63,7	24	21,2	14	12,4	3	2,7	—	—
65—69	60 }173	29	48,3 }58,4	16	26,7 }23,1	9	15,0 }13,3	3	5,0 }3,5	3	5,0 }1,7
70—74	40	24	60,0	8	20,0	6	15,0	—	—	2	5,0
75—79	34 }74	26	76,4 }67,6	5	14,7 }17,6	3	8,9 }12,1	—	—	—	— }2,7
80—84	16	13	81,2	1	6,3	2	12,5	—	—	—	—
85—89	9 }28	8	88,9 }85,8	1	11,1 }7,1	—	— }7,1	—	—	—	—
90—94	3	3	100,0	—	—	—	—	—	—	—	—
	586	353	60,2	124	21,2	79	13,5	17	2,9	13	2,2

Tabelle 2. *Amnesien*

Alter	Zahl[1]	fehlend		retrogr.		anterogr.		retro- u. anterogr.	
		Zahl	%[1]	Zahl	%[1]	Zahl	%[1]	Zahl	%[1]
50—59	311	226	72,7	42	13,5	22	7,1	21	6,7
60—64	113	89	78,8	4	3,5	10	8,85	10	8,85
65—69	60 }173	40	66,7 }74,6	10	16,7 }8,0	5	8,3 }8,7	5	8,3 }8,7
70—74	40	26	65,0	7	17,5	4	10,0	3	7,5
75—79	34 }74	16	47,0 }56,7	7	20,6 }18,9	3	8,9 }9,5	8	23,5 }14,9
80—84	16	4	25,0	3	18,75	1	6,25	8	50,0
85—89	9 }28	4	44,5 }28,6	1	11,1 }14,3	1	11,1 }10,7	3	33,3 }46,4
90—94	3	—	—	—	—	1	33,3	2	66,7
	586	405	69,1	74	12,6	47	8,0	60	10,3

Tabelle 3. *Brechreiz und Erbrechen*

Alter	Zahl[1]	fehlend		Reiz		E. 1mal		E. mehrfach		E. anhalt.	
		Zahl	%[1]	Zahl	%[1]	Zahl	%[1]	Zahl	%[1]	Zahl	%[1]
50—59	311	191	61,4	41	13,2	60	19,3	9	2,9	10	3,2
60—64	113	73	64,6	10	8,8	24	21,2	3	2,7	3	2,7
65—69	60 }173	42	70,0 }66,5	3	5,0 }7,5	11	18,4 }20,2	2	3,3 }2,9	2	3,3 }2,9
70—74	40	30	75,0	3	7,5	7	17,5	—	—	—	—
75—79	34 }74	27	79,4 }77,0	2	5,9 }6,75	4	11,8 }14,9	1	2,9 }1,35	—	—
80—84	16	14	87,5	1	6,25	1	6,25	—	—	—	—
85—89	9 }28	8	88,9 }89,3	—	— }3,6	1	11,1 }7,1	—	—	—	—
90—94	3	3	100,0	—	—	—	—	—	—	—	—
	586	388	66,21	60	10,24	108	18,43	15	2,56	15	2,56

[1] Mit Rücksicht auf die niedrigeren Zahlen im höheren Alter, die daraus sich ergebenden Prozentwerte, wurden die anfänglich halbierten Dezennien nochmals zusammengefaßt.

Das besondere des Einzelfalles tritt bei derartigen Übersichtszahlen stets in den Hintergrund; das ist ihr großer Nachteil. Sie geben aber andererseits besseren Aufschluß über das befragte Verhalten einer Gruppe. Nach diesen Zusammenstellungen kann der an den Einzelfällen erfahrene Eindruck nur noch verstärkt werden.

Der Anteil derer mit einer kurzen, bis zu 5 min dauernden Bewußtlosigkeit ist ein erstaunlich großer (60,2%), wobei ein Anstieg innerhalb der einzelnen Altersklassen unverkennbar ist. Eine weitere Differenzierung ist möglich, wenn man die Anzahl der in dieser Gruppe enthaltenen *Benommenheitszustände* herausnimmt.

Tabelle 4

50/59	60/64	65/69	70/74	75/79	80/84	85/89	90/94
62	32	15	11	14	6	4	1
	47		25			11	
34,8%	44,4%	51,7%	45,8%	53,8%	46,1%	50,0%	33,3%
	46,5		50,0			45,8	

Die an sich zahlreichen primären flüchtigen Benommenheitszustände häufen sich — zweifellos — mit dem Alter. Bedenkt man, daß in einer Reihe von zahlenmäßig nur schlecht zu fixierenden Fällen die gesicherte Bewußtlosigkeit noch unterhalb der 5 min-Grenze gelegen war, so wird die Kürze dieses wichtigsten Primärsymptoms noch deutlicher. Nur haben wir immer wieder feststellen müssen, daß die primäre Benommenheit im hohen Alter, etwa von der 2. Hälfte des 8., Anfang des 9. Jahrzehnts ab durchschnittlich länger anhielt als in den vorangehenden Jahrzehnten. Diese hochbejahrten Verletzten zeigten sich verzögert ansprechbar, verlangsamt, über Stunden hin bis zur Tagesgrenze schläfrig. Das Syndrom war deshalb nicht so scharf gegen die zeitliche Umgebung abgesetzt, wie wir dies im 6. und im 7. Jahrzehnt ganz überwiegend antrafen. Wir verbanden dies zunächst mit der Vermutung schon pathologischer Vorgegebenheiten, obwohl manche Fälle gar keinen rechten Anlaß dazu boten. Später, an Hand des breiteren Materials, stand uns die Erwägung einer noch physiologischen, aber altersabgewandelten Reaktion näher.

Die Fälle mit längerer Bewußtlosigkeit fallen anteilmäßig stark ab, verändern sich der Häufigkeit nach innerhalb der einzelnen Altersklassen kaum oder zumindest sehr viel weniger als die Fälle der ersten Gruppe. Es scheint danach so, als ob mit Zunahme des Alters gerade die Anzahl der Fälle mit kurzem Bewußtseinsverlust zunimmt. Im Hinblick auf die nicht ausgelesenen pathologischen Fälle war uns dieses Ergebnis noch besonders bemerkenswert und unerwartet.

Die Blässe des Syndroms wird an Hand der amnestischen Störungen eigentlich noch faßbarer. Retrograde aber auch anterograde Amnesien fehlen praktisch in einer der Zahl kurzer Bewußtseinsstörungen entsprechenden Größenordnung; ihre Zahl reicht sogar etwas darüber hinaus (69,1%). Innerhalb der Altersgruppen bewegt sie sich jedoch deutlich rückläufig. Dafür erhöht sich die Zahl der Fälle mit retrograden, unverkennbarer noch die mit retro- und anterograden Amnesien, so daß mit steigendem Alter den kürzeren Zeiten der Bewußtlosigkeit häufiger Amnesien der genannten Art zugeordnet sind. Die Zusammenstellung der retrograden und anterograden Amnesien geschieht lediglich aus praktischen Bedürfnissen, ohne daß die Verschiedenheit beider Phänomene angetastet sein soll. Auch wenn man für die retrograde Amnesie eine hirnorganische Ursache annimmt — was in der ganzen Ausschließlichkeit keineswegs unbestritten ist —, so bleibt allein der objektive Unterschied der Bewußtseinslage vor und nach der Verletzung maßgeblich für eine Abtrennung. An den eigenen Fällen wie nach den Erfahrungen aus der konsiliarischen Tätigkeit war immer wieder eindrucksvoll, einerseits wie häufig die anamnestischen Angaben gerade der älteren und alten Verletzten bis zum Augenblick des Unfalls reichten, wie sie den Moment des Zusammenstoßes, des Angefahrenwerdens, des Sturzes mit den dazu führenden Bedingungen schildern konnten, andererseits wie scharf abgesetzt der primäre Bewußtseinsverlust war, so daß die Voraussetzung auch für eine anterograde Amnesie fehlte. Das Fehlen oder die Kürze beider Amnesieformen sind neben der Dauer der Bewußtseinsstörung für die zeitliche Einengung des Syndroms bestimmend. Für die höchsten Altersklassen scheint obige Einschränkung geboten.

Die Reizerscheinungen der Nausea und des Erbrechens stehen zwar in einem annähernd, keineswegs aber ausschließlich proportionalen Verhältnis zur Dauer der Bewußtseinsstörung. Es fiel schon an den Einzelbeobachtungen auf, um wieviel seltener diese Symptome bei den kürzeren Bewußtseinsstörungen bemerkbar wurden als bei entsprechenden Fällen in niederen Jahren, ohne daß eine durchgehend feste Beziehung sich ergab. So fanden sich Fälle mit Benommenheit und mehrfachem, länger anhaltendem Erbrechen und solche mit 15—30 min anhaltender Bewußtlosigkeit ohne Brechreiz bzw. Erbrechen. Je älter die Verletzten waren, um so seltener kamen diese Symptome zur Beobachtung. Sowohl für die Reizerscheinungen als für die Amnesien dürfen sonst die Übersichtszahlen nicht eine zu weitgehende Parallelität aller Symptome vermuten lassen. Die Einzelfälle zeigen hinsichtlich der quantitativen Symptomprägung eine etwas losere Koppelung. Besser noch als an den Zusammenstellungen wird an den Einzelfällen auch die häufigere Unvollständigkeit des Syndroms erkenntlich, ein stets für die Annahme leichter Kommotionen verwendetes Symptom. Einige Beispiele sollen das Gemeinte verdeutlichen.

I/Nr. 33 N. Conrad Tö., 57 Jahre alt, aus L., Rangieraufseher. Betriebsunfall am 10. 9. 1954. Beim Aufeinanderstoßen zweier Wagen wird T. herausgeschleudert, schlägt mit der Scheitelgegend gegen die Türbegrenzung, ist sofort für höchstens 10 min bewußtlos. Kein Brechreiz, kein Erbrechen; keine retro- oder anterograde Amnesie. Es kommt auch zu keinen sekundären Komplikationen.

I/Nr. 58 N. Friedrich W., 53 Jahre alt, aus M., Schreiner. Autounfall am 20. 7. 1953. Er schlägt im Omnibus mit der Stirn hart auf das Armaturenbrett, ist für etwa 5 min benommen, erbricht anschließend heftig und anhaltend. Keine retro-, keine anterograde Amnesie.

II/Nr. 43 N. Wilhelm Br., 62 Jahre alt, aus B., Maurer. Wird am 30. 3. 1954 beim Absteigen vom LKW von Motorrad umgefahren. Die Bewußtlosigkeit hält 12—15 min an, Brechreiz bzw. Erbrechen setzen nicht ein. Die retrograde Amnesie beschränkt sich auf die Zeit des Absteigens vom Wagen.

III/Nr. 67 N. Heinrich F., 67 Jahre alt, aus A., Werkmeister. Verkehrsunfall am 6. 5. 1955. Wird als Radfahrer von der Straßenbahn angefahren, ist sofort für etwa 20 min bewußtlos. Kein Brechreiz, kein Erbrechen. Retrograde Amnesie für etwa 15 min.

IV/Nr. 23 N. Louis Kl., 71 Jahre alt, aus U., Schlosser. K. wird am 25. 3. 1953 von Auto angefahren, stürzt auf das Gesicht, ist benommen, verspürt keinen Brechreiz. Retrograde Amnesie für etwa 20—30 min. Die anterograde Amnesie deckt sich mit der Dauer der Benommenheit (etwa 10 min).

V/Nr. 8 N. Ernst Gö., 75 Jahre alt, aus P., Rentner. Verkehrsunfall am 1. 8. 1954. Stürzt beim Aussteigen aus dem Zug auf den Hinterkopf, ist für etwa 60 min stark benommen. Flüchtiger Brechreiz, kein Erbrechen. Keine retrograde Amnesie.

VI/Nr. 6 N. Theodor Bl., 84 Jahre alt, aus D., Staatsrat i. R. Wird am 25. 4. 1955 auf der Straße von Motorrad angefahren, stürzt auf rechte Kopf- und Gesichtsseite, ist kurz benommen, merkt keinen Brechreiz. Anschließend ist B. 2 Tage hindurch unruhig und desorientiert.

VII/Nr. 1 N. Justus H., 89 Jahre alt, aus F., Werkmeister i. R. Am 17. 7. 1954 von Auto angefahren, stürzt auf die linke Kopfseite. Die Bewußtlosigkeit beträgt 2—4 min, es kommt zu keiner Übelkeit. Leichtere Unruhe und Benommenheit für etwa 1 Tag. Retrograde Amnesie für Gang über die Straße.

VIII/Nr. 1. Ottilie B., 91 Jahre alt, aus St., Rentnerin. Am 15. 9. 1956 Sturz auf steiler Treppe auf den Hinterkopf (kein vorangehender Schwindel). Mäßige Benommenheit für 1½ Tage ohne Brechreiz oder Erbrechen. Retrograde Amnesie für etwa 30 min, anterograde Amnesie für fast 2 Tage.

Wenn es sich auch hier wieder um einen wesentlich quantitativ bestimmbaren Unterschied handelt, so scheint doch die Unvollständigkeit des Syndroms eine Eigenart der Commotiowirkung bei älteren Verletzten zu sein. Erst bei sichtlich schweren Verletzungen mit Bewußtlosigkeiten von 1 Std und mehr zeigte sich ausnahmslos das Vollbild des Syndroms. Es ergeben sich aber infolge der Unvollständigkeit häufiger als sonst Grenzfälle, an denen die Entscheidung, ob überhaupt eine Commotio stattfand oder nicht, schwerer zu treffen ist; denn eine sehr kurze Benommenheit ohne folgende Reizerscheinungen, ohne retro- oder anterograde Amnesie vermag schließlich ebenso gut reine Schreckwirkung zu sein. In unserem klinischer Behandlung unterstandenem Material sind derartige Fälle nicht vorhanden, obwohl sie in dem aufgeworfenen Thema zur Diskussion stehen müssen.

In der getroffenen Auswahl der Fälle soll noch zum Ausdruck kommen, wie in den höchsten Altersklassen die Benommenheit mehr und mehr die Stelle der Bewußtlosigkeit einnimmt, die amnestischen Störungen ausgiebiger werden, womit zumindest die zeitliche Einengung des Syndroms gelockert scheint. Es bleibt zu erörtern, wieweit primär pathologische Hirnveränderungen zu dieser Eigentümlichkeit beitragen.

Im Überlegen, welche anderen klinischen Erfahrungen man mit unseren Feststellungen von der Blässe, der zeitlichen Einengung und der Unvollständigkeit des Commotiosyndroms vergleichen könnte, dachten wir an die *Elektroschocktherapie*. Wir hatten uns des natürlich in mancher Hinsicht unzulänglichen Vergleichs mit einem stumpfen Schädel-Hirntrauma in ganz anderem Zusammenhang schon einmal bedient. Das gemeinsame Merkmal bestand für uns wesentlich in der Akuität des gesetzten Reizes und der augenblicklich einsetzenden Hirnreaktion, die in ihren Äußerungsweisen schon manche Ähnlichkeiten mit einem traumatischen Syndrom aufweist. Dem Kliniker ist bekannt, daß die Elektroschocktherapie an älteren und alten Personen entgegen den ursprünglichen Erwartungen keine Akzentuierung des organischen Psychosyndroms hervorzurufen pflegt. Von besonderem Wert scheint uns nun die Feststellung von B. Kalinowsky, nach der „sehr alte Patienten, bei denen arteriosklerotische oder senile Veränderungen des Hirns zu erwarten wären, überraschend wenig von einer organischen Reaktion zeigten, wenn auch die Konfusion nach jedem einzelnen Schock von längerer Dauer war als bei den jüngeren Kranken". Die neuerlichen Untersuchungen zu diesem Thema von K. Freund, Srnec u. Malý über die Altersabhängigkeit des „Elektroschockdefizits" können für unsere Zwecke nicht herangezogen werden, weil der Prüfungstermin erst in etwas größerem Abstand vom Elektrotrauma angesetzt ist. Das Ergebnis interessiert hier nur insoweit, als eigentlich entgegen der von den Autoren vorausgesetzten Hypothese zumindest eine Zunahme des an Störungen der Merkfähigkeit gemessenen „Elektroschockdefizits" an älteren Patienten nicht nachzuweisen war.

Dem festgestellten Wandel des Commotio-Syndroms entspricht zunächst häufig auch ein blasses *postkommotionelles Syndrom*. Kopfschmerz, Bewegungsschwindel, Übelkeit, vegetative Schwäche sind häufig wenig intensiv, klingen häufig auch erstaunlich rasch ab. Die Patienten drängen deshalb — wenn nicht andere Komplikationen vorliegen — früher aus dem Bett und auf Entlassung. Sie können die ständigen ärztlichen Ermahnungen zum Einhalten der Bettruhe vielfach nicht recht einsehen. Daß auch weitere vegetativ bestimmte Reaktionen wie Bradykardie, flüchtige Temperaturspitzen, Blutbildveränderungen (WANKE) unausgiebiger werden, vielfach sogar fehlen, zeigt, daß die für die Symptomenarmut von Krankheiten im Alter allgemein verantwortliche veränderte vegetative Reaktionslage des alternden Organismus (MÜLLER-DEHAM; LASCH u. MÜLLER-DEHAM) an den postkommotionell zu erhebenden Befunden sehr wahrscheinlich mitwirken wird. Darauf wird es zurückzuführen sein, daß ein großer Teil der Verletzten auch nach den Krankenblatt-Kurven vegetativ früher ausregulierte, als dies von Verletzten niedrigeren Alters bekannt ist. Diese recht häufig unausgiebigen und verkürzten vegetativen Reaktionen helfen die Blässe und Unvollständigkeit des eigentlichen Syndroms noch ergänzen. Man wird jedoch beide Symptomreihen, als verschieden bedingt, im Prinzip voneinander abzugrenzen haben[1].

Als Ergebnis dieser Beobachtungen bleibt vorerst die Feststellung, daß nach dem Kommotionssyndrom, den unmittelbar angeschlossenen Beschwerden und vegetativen Reaktionen in den höheren Altersklassen die Anzahl der für eine leichte bzw. leichtere Commotio cerebri sprechenden Zustandsbilder sehr erheblich zunimmt. Auch an dieser größeren Unfallzahl ergab sich eine Disproportion zur vorhandenen Stärke der traumatischen Einwirkung, wofür oben bereits als Erklärungsmöglichkeiten eine veränderte (in diesem Falle verminderte) Energieübermittlung auf das Hirn oder eine veränderte Reaktionslage des Hirngewebes erörtert wurden. Im ersten Falle würde eine geringere traumatische Inanspruchnahme des Hirns resultieren und auf diese Weise die Proportion zum Syndrom und dem folgenden akuten Bild wieder hergestellt sein. Im anderen Falle aber bliebe die Beziehung zwischen Einwirkungsstärke auf das Hirn und klinisch erkennbarer Wirkung noch offen; denn für das Verhältnis von veränderter Reaktionslage des Gewebes zu den klinisch manifest werdenden Symptomen fehlte noch die Erfahrungsgrundlage. Das würde bedeuten, daß die blassen und unvollständigen Syndrome nicht ohne weiteres mit der Annahme sehr leichter oder leichter Kommotionen verbunden werden müßten.

Bevor diesem unsere Fragen schon einengenden Ergebnis an Hand von Verläufen nachgegangen wird, sollen die klinisch fast gegensätzlich verlaufenden Fälle mit einer ungewöhnlichen und protrahierten akuten Hirnreaktion etwa im Sinne

---

[1] Die gleichlaufende Kontrolluntersuchung an 300 Commotio-Fällen im Alter von 20—49 Jahren bestätigte nur erneut die ganz überwiegende Vollständigkeit des Commotio-Syndroms der verschiedenen quantitativen Ausprägung und die Adäquanz der zugehörigen postkommotionellen Zustandsbilder.

einer pathologischen Reaktion (Reichardt) betrachtet werden. Vom Unfallhergang und von der vermutlichen Traumatisierung des Hirns her bot sich auch in diesen Fällen keine irgendwie befriedigende Erklärung an. Hierzu rechneten die Fälle mit kurzem, unprofiliertem Syndrom, aber mit sofort oder nach kurzem Intervall einsetzender langer, an psychomotorische Unruhe gekoppelter Benommenheit bzw. Verwirrtheit mit deliranten Episoden. Die Abgrenzung gegenüber einer traumatischen Psychose im eigentlichen Sinne, also gegenüber einer Kontusionspsychose war nicht allein infolge dieses großen Mißverhältnisses zwischen primärem Syndrom und folgender Reaktion möglich. Es würde dies schon deshalb nicht hinreichend sein, weil eine Kontusion zwar durch ein schweres, lang anhaltendes Kommotionssyndrom nahegelegt, aber durch ein leichtes Kommotionssyndrom niemals ausgeschlossen wird. Die Zustandsbilder selbst zeigten sich aber in psychopathologischer Hinsicht außerordentlich einförmig. Wenig erinnerte an die wechselvolleren, häufig stadienhaft ablaufenden traumatischen Psychosen. Es herrschte — abgesehen von der keineswegs tiefen, eher flachen Benommenheit — meist eine ängstliche, depressiv gefärbte psychomotorische Unruhe verschieden starker Ausprägung mit Desorientierung vor. Soweit wir die Fälle vom Frühstadium an selbst verfolgen konnten, entstand im Ausklingen auch nie ein Korsakoff-Syndrom; vielmehr fanden sich immer nur leichte, bald abklingende mnestische Störungen. Es waren demnach Bilder, wie man sie eher von arteriosklerotischen Verwirrtheitszuständen her kennt. Die verschiedentlich zu Beginn gestellte Diagnose einer Kontusionspsychose ließ sich eigentlich immer korrigieren.

Nach einer tabellarischen Übersicht ergibt sich folgende Altersverteilung:

Tabelle 5

Alter	Zahl	Benommenheit	Verwirrtheit und delirante Episoden	Gesamt Zahl	Gesamt %
50—59	311	15	7	22	7,1
60—64	113 } 173	10 } 16	4 } 7	14 } 23	12,4 } 13,3
65—69	60	6	3	9	15,0
70—74	40 } 74	3 } 6	8 } 17	11 } 23	27,5 } 31,0
75—79	34	3	9	12	35,3
80—84	16	2	4	6	37,5
85—89	9 } 28	1 } 4	5 } 11	6 } 15	67,3 } 53,6
90—94	3	1	2	3	100,0

Ohne zunächst der Ursache dieser schweren und über Tage anhaltenden, sicher organisch bedingten Zustände nachzugehen, lassen sich 2 Feststellungen treffen. Der prozentuale Anteil dieser organischen Reaktionen nimmt mit dem Alter zu; außerdem verschiebt sich im Maße der Alterung das Verhältnis zwischen unruhiger Benommenheit und ausgesprochener Verwirrtheit mit deliranten Einsprengungen sehr deutlich zu Ungunsten der Benommenheit. In der Übersicht tritt allerdings der Umstand nicht zutage, daß die Dauer dieser psychischen Veränderungen offenbar nicht entscheidend vom Alter schlechthin bestimmt wird; denn es fanden sich im 6. oder 7. Jahrzehnt z. T. längere Benommenheits- oder Verwirrtheitszustände als beispielsweise im 8. oder 9. Jahrzehnt. Das Alter allein gab jedenfalls keine Regel ab, wie auch die Schwere der Verletzungen nicht bestimmend schien. An einigen Beispielen kann dies verdeutlicht werden.

I/Nr. 9 N. Heinrich K., geb. 20. 12. 1901, aus B., Bergmann. Am 9. 10. 1953 *(52 Jahre)* erfolgte der Radunfall (Zusammenstoß mit Auto). K. ist für etwa 5 min bewußtlos, bei Krankenhausaufnahme noch leicht benommen. Kein Erbrechen. *Über 2½ Tage hin psychomotorische Unruhe.* Erinnerungslücke für 3 Tage. Nur ganz kurze retrograde Amnesie. Neurologisch: normaler Befund. Keine Schädelfraktur. Wunde an Nasenwurzel und Stirn. *Zeichen mäßiger Voralterung,* jedoch noch keine sichere Cerebralsklerose. RR: 150/90. In Bettruhe wenig Beschwerden. Schellongversuch am 8. Tage nach dem Unfall zeigt bereits annähernd normale Werte. Wegen der relativ geringen Beschwerden vorzeitige Entlassung am 15. Tage nach dem Unfall.

I/Nr. 48 Ludwig J., geb. 7. 5. 1898, aus P., Metzger. Am 25. 7. 1953 *(55 Jahre)* Verkehrsunfall (Sturz vom Moped). Bewußtlosigkeit 20—25 min. Erbrechen. *Nach Intervall von ½—1 Std Vertiefung der Benommenheit mit temporärer Verwirrtheit über 6 Tage hin.* Keine Hirndrucksymptome. Neurologisch: nur vorübergehend leichte Re.-Betonung der Eigenreflexe. Keine Schädelfraktur. Wunde an rechter Stirnseite. *RR: 200/105 (alte Hypertonie).* EEG: keine Herdzeichen, normaler Befund. In der 4. Woche nach dem Unfall *Pneumencephalographie, die nach Ventrikelweite und peripherer Luftanreicherung eine diffuse, symmetrische Hirnatrophie zeigt.* Entlassung aus der Klinik 5 Wochen nach dem Unfall.

II/Nr. 5 N. Ferdinand Tr., geb. 10. 3. 1889 aus A., Stukkateur. Am 23. 10. 1952 *(62 Jahre)* auf dem Fahrrad von Motorrad angefahren. Sturz auf den Hinterkopf. Flüchtige Bewußtlosigkeit, kein Erbrechen. *Benommenheit zieht sich über 1½Tage hin.* Neurologisch: bis auf leichten Fingertremor normal. *RR: 175/100.* Röntgenologisch: keine Schädelfraktur, aber *typische Verkalkung der Carotis interna (Syphon).* Lokaler Schmerz über Hinterkopf, wenig traumatische Allgemeinbeschwerden. Vegetativ nur gering gestört. T. will nach 3 Wochen seine Arbeit wieder übernehmen.

II/Nr. 56. Ludwig R., geb. 3. 2. 1888, aus F., Landwirt. Am 7. 8. 1949 *(61 Jahre)* stürzt R. vom Heuwagen auf den gepflasterten Hof. Bewußtlosigkeit für etwa 10 min mit folgendem Brechreiz. R. kommt erst am nächsten Tage in die Klinik wegen verstärkter Unruhe und Benommenheit. *Über 1 Woche hin ist R. psychomotorisch unruhig, zeitweilig verwirrt. Der Zustand wechselt mehrfach innerhalb jedes Tages.* Neurologisch: o. B. Röntgenologisch: keine Schädelfraktur. RR: *120/75. Nach der Anamnese steht R. bereits seit 3 Jahren wegen cerebralsklerotischer Beschwerden in ärztlicher Behandlung.* Entlassung aus der Klinik nach 3 Wochen möglich.

III/Nr. 6. Johannes D., geb. 5. 6. 1886, aus R., Rentner. D. wird am 29. 9. 1954 *(68 Jahre)* auf der Straße von einem Auto angefahren, stürzt auf die linke Kopfseite, ist für etwa 15 min bewußtlos, erbricht anschließend. *Es entwickelt sich über 10 Tage hin eine hochgradige Erregtheit,* die eine Verlegung in die Nervenklinik notwendig macht. *Nachtsüber kommt es zu ausgesprochenen deliranten Episoden, in denen D. bettflüchtig wird.* Neurologisch: geringe linksseitige Pupillenerweiterung, unsystematische leichte Reflexdifferenzen. Keine Hirndrucksymptome. RR: *180/105. Nach den Invaliditätsakten besteht seit Jahren eine allgemeine Gefäßsklerose. Deutliche Sklerose der Fundusgefäße.*

IV/Nr. 30. Franz Gr., geb. 22. 8. 1879, aus W., Rentner. Am 5. 11. 1953 *(74 Jahre)* läuft Gr. in ein Auto, stürzt auf die rechte Kopfseite. Die Bewußtlosigkeit hält etwa 10 min an. Kein Erbrechen. *Aus der anschließenden Benommenheit heraus entwickelt sich starke Unruhe und Verwirrtheit. Gr. ist völlig desorientiert.* Neurologisch: nur geringfügige unsystematische Reflexdifferenzen. Röntgenologisch: Basisbruch. RR: 220/120. Deutliche Zeichen allgemeiner Gefäßsklerose (auch Fundus). *Am 7. Tage exitus letalis. Autoptischer Befund:* Bds. Basisfraktur, nur geringe extra- und subdurale Blutungen. Keine traumatischen Gewebsblutungen. Starke Basissklerose. Mäßiger status lacunaris. Paravertebrale Pneumonie.

V/Nr. 3 N. Anna G., geb. 19. 9. 1876, aus K., Hausfrau. Am 7. 9. 1954 *(78 Jahre)* stürzt sie gelegentlich eines Motorradunfalles als Mitfahrerin, verletzt sich erheblich im Stirn-Scheitelbereich links. Die Bewußtlosigkeit beträgt höchstens 5 min. Weder Brechreiz noch Erbrechen machen sich bermerkbar. *Bei der Krankenhausaufnahme war G. zwar ansprechbar, aber stark erregt und völlig desorientiert. Dieser Zustand steigerte sich bis zu ausgesprochener Verwirrtheit, die erst nach 15 Tagen zurücktrat, zuletzt nur noch nachts episodisch feststellbar war.* Neurologisch: kein pathologischer Befund. Röntgenologisch: keine Schädelfraktur. RR: *195/110;*Fundussklerose. Internistisch: *allgemeine erhebliche Gefäßsklerose. Objektiv seit Jahren stark vergeßlich und unter cerebralsklerotischen Beschwerden leidend.*

V/Nr. 1. Anna H., geb. 25. 3. 1875, aus B., Pensionärin. Am 16. 9. 1954 *(79 Jahre)* wird sie auf der Straße von einem Auto umgefahren, stürzt auf Gesicht und die rechte Kopfseite. Die volle Bewußtlosigkeit beträgt etwa 8—10 min; es kommt zum Erbrechen. *Aus der folgenden Benommenheit entwickelt sich über eine erregte Unruhe eine Verwirrtheit mit weitgehender Desorientierung. Frau H. nestelt an sich herum, spricht auffallend viel. Dieser mit vorübergehend leicht vertiefter Benommenheit gekoppelte Zustand hält sich so ausgeprägt über etwa 14 Tage hin.* Der neurologische Befund ist normal. *Frau H. stand wegen cerebraler Durchblutungsstörungen (Kopfschmerz, Schwindel, Schlafstörung, Merkstörung) seit mehreren Jahren in ärztlicher Behandlung.* In der 4. Woche nach dem Unfall kommt es über ein Kreislaufversagen zum exitus letalis. *Autopsie:* Pachymeningosis haemorrh. int. bds. bis zur Basis, links stärker als rechts. Angedeuteter status lacunaris. Konfluierende Bronchopneumonie bd. Unterlappen, vorwiegend paravertebral. Mäßiges Lungenödem.

VI/Nr. 4. Wilhelm B., geb. 2. 3. 1871, aus L., Rentner. B. wird, leicht unter Alkohol stehend, am 26. 7. 1953 *(82 Jahre)* auf dem Heimweg von einem Motorrad angefahren, stürzt auf Gesicht und Stirn, wird ein Stück mitgeschleift. Für etwa 15 min besteht Bewußtlosigkeit. Erbrechen setzt nicht ein. *Bei der Einweisung ins Krankenhaus ist B. stark erregt, desorientiert.* Eine Alkoholwirkung ist angesichts der genossenen geringen Menge sehr unwahrscheinlich. Neurologisch finden sich lediglich leichte, unsystematische Reflexdifferenzen. RR: *115/95. Nach 3—4 Tagen ist der krankhafte psychische Zustand abgeklungen;* die folgenden Beschwerden sind relativ gering.

VI/Nr. 3. Franz D., geb. 16. 5. 1873, aus H., Rentner. Am 12. 11. 1955 *(82 Jahre)* stürzt D. eine steile Treppe hinunter, verletzt sich erheblich am Hinterkopf, abgesehen von Prellungen am Körper. Er ist stark benommen, verspürt anschließend Brechreiz. *Bei der Klinikaufnahme ist D. unruhig, erregt, desorientiert in zeitlicher und räumlicher Hinsicht.* Neurologisch zeigt sich ein Parkinsonismus, der vor ungefähr 15 Jahren begann. *Das durch ängstliche Unruhe und Verwirrtheit gekennzeichnete psychische Bild bleibt bis zu dem am 5. Tage nach dem Unfall eintretenden exitus letalis bestehen. Autopsie:* Marasmus senilis, eitrige Tracheobronchitis, beginnende Bronchopneumonie bd. Unterlappen. Starke Basissklerose, Pachymeningosis haemorrh. int., besonders über der linken Hemisphäre. Kleiner alter Erweichungsherd im linken vorderen Hirnstamm. Keine Kontusionsherde.

VII/Nr. 4. Ludwig W., geb. 2. 7. 1863, aus G., Rentner. W. stürzt am 12. 8. 1955 *(92 Jahre)* vermutlich in einem Schwindelzustand aus dem Fenster auf die Straße, zieht sich neben Verletzungen an Stirn und linker Schädelseite eine Oberschenkelfraktur zu. W. ist stark benommen, erbricht nicht. *In der Klinik ist er ängstlich erregt, zeitlich und räumlich überhaupt nicht, persönlich nicht sicher orientiert.* Neurologisch besteht kein auf einen Hirnherd beziehbarer Befund. RR: *195/115. W. ist seit Jahren psychisch auffällig, ziemlich abgebaut.* Am 4. Tage nach dem Unfall kommt es über ein Kreislaufversagen zum exitus letalis. *Autopsie:* Erhebliche senile Hirnatrophie mit bds., links stärker ausgeprägter Pachymeningosis haemorrh. int., starke Sklerose der Carotis int. und der Basisgefäße. Kein Anhalt für Kontusionsherde oder Fettembolie. Bronchopneumonie beider Unterlappen.

Dauer und Intensität derartiger Zustandsbilder scheinen danach in erster Linie von bereits prätraumatisch bestandenen pathologischen Veränderungen am Hirn bzw. dem Hirngefäßsystem abzuhängen; anders sind die klinischen wie auch die autoptischen Daten nicht zu deuten. Es liegt deshalb nahe, die stärkere Prägnanz im hohen Alter wie den häufiger eintretenden tödlichen Ausgang mit dem länger bestehenden, weiter fortgeschrittenen gefäßsklerotischen Prozeß — um einen solchen handelt es sich vornehmlich — und einer allgemein stärkeren Gefährdung des alten Organismus in Zusammenhang zu bringen. Die autoptischen Befunde belehren hierüber recht eindringlich. Kontusionsherde wurden in diesen Fällen nicht gefunden. Zur Todesursache gibt die Klinik gewöhnlich den Hinweis auf ein Kreislaufversagen. Das durch Gefäß- und Kreislaufschädigungen markierte Material macht es schwer, die Frage nach einer Mitwirkung der cerebralen Traumatisierung zu stellen. Immerhin bleibt es auffällig, daß 3 von den 4 beigezogenen Fällen — am Gesamtmaterial liegt die Zahl höher — nur wenige Tage nach der erlittenen Commotio cerebri (4, 5, 7 Tage) starben und autoptisch bereits pneumonische, z. T. paravertebral gelegene Infiltrate zeigen (R. WANKE). Man wird indes den ungünstigen Einfluß der starken psychomotorischen Erregung, in der diese Patienten verstarben, auf den an sich vorgeschädigten Kreislauf keineswegs unterschätzen dürfen, wenn man weiß, wie jede psychotische Erregung den Kreislauf zu beanspruchen pflegt. Bei der Verlaufschilderung soll dieser Fragenkomplex nochmals aufgegriffen werden; an dieser Stelle geht es lediglich um die akuten pathologischen Reaktionen und ihre Bedingtheit.

Wir haben jedenfalls in allen Fällen mit länger dauernder *Verwirrtheit* deutliche klinische Symptome für Gefäß- und Kreislaufschäden feststellen können, die bereits vor dem Trauma bestanden haben müssen. Soweit man klinisch auszusagen berechtigt ist, entsprach durchschnittlich den *Benommenheiten* ein geringerer Ausprägungsgrad solcher pathologischen Symptome. Diese flachen Benommenheitszustände hielten mit steigendem Alter durchschnittlich länger vor, ohne daß die Zeichen einer Vorschädigung entsprechend aufdringlicher waren.

Nach unseren Beobachtungen am gesamten Material scheint *im hohen Alter* — wie bereits erwähnt — als unmittelbare Commotio-Wirkung überhaupt die protrahierte Benommenheit mehr und mehr an Stelle der vollen Bewußtlosigkeit zu treten. Es ist deshalb die Überlegung statthaft, ob die eben unter die pathologischen Reaktionen gerechneten protrahierten Benommenheitszustände der *hohen* Altersklassen — anders als die des 6. und 7. Jahrzehnts — stets schon als pathologisch anzusehen sind oder ob sie nicht einem Grenz- und Überschneidungsgebiet von noch physiologischer, altersbedingter Reaktionseigenart und schon pathologischer Reaktion angehören. Wir haben in 3 Fällen über 2—3 Wochen hin sich erstreckende blande Benommenheiten mit folgender Erinnerungslücke gerade bei Verletzten des 8. (75 und 78 Jahre) und 9. (84 Jahre) Jahrzehnts selbst beobachten können. Es handelte sich dabei um körperlich und psychisch ausgesprochen rüstige Greise; nichts — auch der durch katamnestische Erhebungen gesicherte Verlauf — konnte die Annahme einer über eine Commotio hinausgehenden Contusio cerebri stützen. Desgleichen sahen wir nie in den vorangehenden Jahrzehnten.

Auf neurologischem Gebiet begegneten wir selbst in Fällen pathologischer Vorbedingungen bis zum ältesten Verletzten (92 Jahre) hin keinen auffälligen pathoogischen Reaktionen.

Eine sofort nach dem Sturz eines 57jährigen Mannes bemerkte linksseitige Hemiparese erwies sich als insultbedingt; sie ging dem Sturz (!) unmittelbar voran. Der Verletzte litt seit mehr als 3 Jahren an den Beschwerden einer labilen Hypertonie.

Die vorübergehende motorisch-aphasische Sprachstörung nach dem Fahrradunfall eines 60jährigen Hypertonikers war die Folge einer auch aus dem neuroogischen Befund erschließbaren Hirnkontusion.

Wir konnten uns nach den eigenen Untersuchungen frisch verletzter älterer Personen auch nicht von einer Häufung oder Steigerung der immer noch zu einer Commotio-Wirkung gerechneten, innerhalb von Tagen reversiblen leichteren neurologischen Differenzen überzeugen. Die ungewöhnlichen akuten pathologischen Reaktionen wirkten sich immer nur am allgemeinen traumatischen Syndrom aus.

Die klinisch brauchbare Regel, daß bei den einer Commotio cerebri im höheren Alter folgenden Verwirrtheitszuständen immer Hinweise auf prätraumatische Veränderungen bestanden, erwies sich nicht als umkehrbar. Darauf wurde schon anfangs verwiesen. Wir verfügen über eine ganze Zahl solcher Fälle, in denen lediglich ein relativ blasses, unvollständiges Commotio-Syndrom vereinzelt mit etwas verlängerter Benommenheit, aber ohne eigentlich akute pathologische Reaktion zu vermerken war. Aus jeder Altersklasse lassen sich geeignete Beispiele mit gesicherter Hypertonie (bis zu 240/140), labilem Hypertonus, mehrfach klinisch in Erscheinung getretenen Blutdruckkrisen, Insuffizienzerscheinungen des Kreislaufs, Zeichen cerebraler Durchblutungsstörungen bei Gefäßsklerose anführen. Dieser Umstand mußte beim Sammeln der Fälle verwirren, zumal Vergleiche nach verschiedenen Seiten (Unfallhergang, Commotio-Syndrom, Stärke der klinisch imponierenden pathologischen Werte) einer Regelbildung nicht entgegenkommen wollten. Die unterschiedliche Reaktion lediglich auf ein Mehr oder Weniger der cerebralen Traumatisierung zu beziehen, erschien bald als ein allzu vereinfachender Erklärungsversuch, der das wirksame Faktorenspiel des Einzelfalles zu gering schätzte. Es war indes nach den klinischen Daten nicht möglich, die einer akuten pathologischen Reaktion günstigen oder ungünstigen Voraussetzungen festzulegen. Das ist im Grunde nicht erstaunlich; denn es sind mit den verfügbaren klinischen Daten eben meist nur die Voraussetzungen für eine cerebrale Vorschädigung, nie schon ihr wirkliches Maß gegeben. Man blickt weder in die kompensatorischen Möglichkeiten, noch weiß man um die zur Zeit des Traumas vorliegenden, sehr wichtigen dispositionellen Verhältnisse des Einzelfalles. 2 Beobachtungen scheinen uns aber erwähnenswert. Bei schweren, auch psychisch wirksamen Cerebralsklerosen sahen wir meist eine akute pathologische Reaktion; selten nur fand sie sich dagegen in Fällen mit auch lange bestehender essentieller Hypertension selbst hohen Grades.

An sich steht die akute pathologische Reaktion nach einer Commotio cerebri abseits unseres Themas. Sie muß uns jedoch im Ordnen und Sichten des Materials insoweit wichtig werden, als durch sie eine in ihrer Bedingtheit immer schon als pathologisch zu kennzeichnende Gruppe abgrenzbar wird. Derartige Reaktionen können nicht mehr als alterstypisch gelten, sondern sind Symptome pathologischer Vorgegebenheiten.

Tabelle 6

Alter	Zahl	Frakturen		Bewußtlosigkeit		Benommenheit	
		Zahl	%	Zahl	%	Zahl	%
50—59	311	57	18,3	45	79,0	12	21,0
60—64	113 } 173	18 } 28	15,93 } 16,2	18 } 25	100,0 } 89,3	— } 3	— } 10,7
65—69	60	10	16,6	7	70,0	3	30,0
70—74	40 } 74	9 } 16	22,5 } 21,6	8 } 14	88,9 } 87,5	1 } 2	11,1 } 12,5
75—79	34	7	20,6	6	85,7	1	14,3
80—84	16 } 28	3 } 5	18,75 } 17,8	3 } 4	100,0 } 80,0	— } 1	— } 20,0
85—89	9	2	22,2	1	50,0	1	50,0
90—94	3	—		—	—	—	—
	586	106	18,1	88	83,0	18	17,0

Die Anzahl der Fälle mit röntgenologisch sichergestellter Schädelfraktur oder mit Frakturverdacht war übrigens nicht so hoch, als daß dem damit gewöhnlich in Zusammenhang gebrachten Energieverlust allein ein nennenswerter Anteil an der beschriebenen Syndromänderung zukommen könnte (Tab. 6).

Die in der begrenzten röntgenologischen Erfassung besonders von Basisfrakturen gelegene Fehlerquelle kann hier, als für sämtliche Altersklassen in gleichem Maße geltend, unberücksichtigt bleiben. Nach unserer Zusammenstellung läßt sich mit ansteigendem Alter weder eine Zunahme von Schädelfrakturen erkennen, noch war gerade diesen Fällen vermehrt ein besonders leichtes Kommotionssyndrom zugeordnet. Gemessen an der Dauer der Bewußtlosigkeit war das Syndrom durchschnittlich sogar ausgeprägter als in den Fällen ohne Fraktur, was nur der Erfahrung über die notwendige Stärke der einwirkenden Kraft entsprechen würde. Jedenfalls ergibt sich von daher kein zur Erklärung unserer klinischen Beobachtungen geeigneter Teilfaktor.

b) Postkommotionelle Zustandsbilder im höheren Lebensalter

Es war zu versuchen, aus den posttraumatischen Verläufen etwas über die Bedeutung der gehäuften quantitativen Syndromänderung zu erfahren. Schon vor jeder aufgestellten Beziehung schien ein gewisses Mißverhältnis zwischen diesem Syndromwandel, den häufig so blanden Beschwerden während der Klinik- bzw. Krankenhausbehandlung und der üblichen Meinung von länger als in niederem Alter nachwirkenden posttraumatischen Beschwerden vorzuliegen.

Der Versuch, Beziehungen zu den posttraumatischen Verläufen herzustellen, erwies sich sehr bald als ein außerordentlich schwieriges Unterfangen; denn es bot sich eine nach dem äußeren Ablauf ungeahnte Vielgestaltigkeit, der auch mit dem ‚Entweder-Oder‘ von physiologischen oder pathologischen Vorgegebenheiten keineswegs Genüge getan sein konnte. Die Variationsbreite der klinisch sonst durchschnittlich erfahrbaren posttraumatischen Zustandsbilder schien weitgehend überschritten. Sieht man zunächst einmal ohne Aussonderung nach Altersgruppe oder Vorschädigung skizzenhaft die angetroffenen Verläufe, so ermißt man die geradezu verwirrende Verschiedenartigkeit.

Es zeigten sich Fälle mit so geringer Nachwirkung, daß nicht nur die Klinikentlassung vorzeitig erfolgen, sondern auch die nach kurzer Zeit (3—4 Wochen) übernommene berufliche oder alltägliche Belastung ohne nennenswerten Beschwerdeanstieg ertragen werden konnte. In derartigen Fällen ließ das Kommotionssyndrom keineswegs grundsätzliche Zweifel an der Diagnose einer überstandenen Commotio cerebri zu; denn es fanden sich darunter Fälle mit einer primären vollen Bewußtlosigkeit zwischen 5 und 20 min. Bei der gebotenen Beurteilung solcher Fälle hatte man geradezu Mühe, die dem üblichen Wertungsschema entnommenen Regeln über die an sich schon recht variable Dauer posttraumatischer Beschwerden anzuwenden.

Vielfach entsprachen die Verläufe aber den am mittleren Lebensalter erarbeiteten Regeln; d. h. einer Beschwerdeverstärkung nach einsetzender Belastung folgte ein kürzerer oder längerer Zeitraum der Anpassung und des allmählichen Abklingens. Allerdings schien die für das Abklingen der Beschwerden (im wesentlichen Verschlechterung der mnestischen Funktionen, Kopfschmerz, Bewegungsschwindel) benötigte Zeit häufig, keineswegs aber regelhaft verlängert. Es waren dies sicherlich die Verläufe, an denen sich die Formel vom „schlechteren Ausgleichsvermögen des alternden Hirns“ ausgebildet hatte.

Innerhalb dieser Verlaufsart posttraumatischer Beschwerden trafen wir aber immer wieder auf für postkommotionelle Zustände ungewöhnliche Symptome, die wir uns zunächst durch die Annahme einer neurologisch nicht faßbaren Kontusion oder einer klinisch bis zum Zeitpunkt der Verletzung latent gebliebenen Vorschädigung zu erklären suchten. Diese nicht zu den üblichen posttraumatischen Beschwerden gehörenden und länger überdauernden Erscheinungen lassen sich am ehesten einerseits als eine die Leistungsbreite beeinträchtigende „Vitalitätseinbuße", andererseits als ein allgemeinerer, mehr die ganze Persönlichkeit umfassender, aber begrenzter „Alterungsschub" beschreiben. Die anfängliche Skepsis gegenüber solchen objektiv schwer zugänglichen Angaben wich allmählich einer verstärkten Aufmerksamkeit, insofern die verschiedenen Schilderungen der Verletzten immer wieder auf in gleicher Art erlebte Veränderungen hinwiesen und eine Progredienz auch nicht vermerkt wurde. Gerade mit diesen erlebten Veränderungen stellte sich uns ein sowohl nach der somatischen wie nach der psychologischen Seite hin zu verfolgendes Problem.

Es fanden sich weiterhin Fälle mit einer mehr oder weniger zügigen, die anfänglichen posttraumatischen Beschwerden überwuchernden Progredienz von Symptomen, die geradezu einen Persönlichkeitsabbau zur Folge hatten.

Am Ende der Skala standen in anderem Zusammenhang bereits erwähnte Fälle mit fast regelhaft abnormen Frühsymptomen und einem sehr bald zum letalen Ausgang führenden Verlauf. Es sind dies wohlgemerkt Daten des äußeren Ablaufs, die an sich noch nichts über Art und Ausmaß eines ursächlichen Zusammenhanges aussagen sollen.

Sieht man von der letzten, mit pathologischen Frühsymptomen einhergehenden Gruppe ab, so zeigte sich die Beziehung zwischen Kommotionssyndrom und anfänglichen Beschwerden einerseits, dem posttraumatischen Verlauf andererseits meist mehr gelockert als bei dem großen Durchschnitt derartiger Verletzungen in jüngeren Jahren. Gerade diese erfahrene und eine Unsicherheit belassende Diskrepanz war der entscheidende Anlaß zur Untersuchung, ob denn der an den mittleren Altersklassen orientierte Maßstab für das Alter noch zureichend und voll verbindlich sein kann. Nach den wachsenden Erfahrungen schien die bei aller Variabilität posttraumatischer Zustandsbilder im mittleren Lebensalter durchaus mögliche und immer anwendbare Durchschnittsnorm für das Alter irgendwie zu eng gefaßt. Dieser Eindruck blieb auch nach Abzug der möglichen pathologischen Verläufe bestehen. Die recht verschiedenen Verlaufsbilder machten es schwer, überhaupt von *einer* Altersnorm zu sprechen, an der alle übrigen Verlaufsformen gemessen werden könnten. Fast mehr noch als für das Kommotionssyndrom machte sich für die posttraumatischen Verläufe die Notwendigkeit geltend, eine an verschiedenen Altersklassen orientierte Differenzierung zu versuchen. Gerade dieser Versuch mußte mit all den eingangs aufgeführten Schwierigkeiten rechnen. Einwände werden sich aber weniger gegen einen solchen Versuch, als gegen das Material richten, an dem dieser Versuch unternommen werden soll. Die Art der Unfälle (Betriebs-, Verkehrsunfälle) schließt ganz überwiegend ein Verfahren ein, das im allgemeinen verschiedene Rückwirkungen auf die Psyche des Verletzten hat. Die geringste dieser möglichen Rückwirkungen stellt sich noch in der Behauptung überdauernder Beschwerden dar. Die Gefahr einer bewußten oder nicht bewußten Verfälschung des posttraumatischen Zustandsbildes könnte zudem in einem Alter größer werden, das einen Unfall gern zur willkommenen Gelegenheit für ein nach außen wie nach innen hin „berechtigtes" Ausscheiden aus einer nur mehr ungern vollzogenen sozialen Betätigung werden läßt. Derartige Einschränkungen waren bei der Festlegung des Kommotionssyndroms und der Frühsymptomatik im Gegensatz zu der der späteren Verlaufsgestaltung noch nicht geboten.

Diese vollauf berechtigten Einwände dürften jedoch einem Versuch der Klärung und der Differenzierung nicht ganz entgegenstehen. Die Zahl der nicht der Unfallversicherung bzw. der Haftpflicht unterstehenden Unfälle ist ohnehin zu gering geworden, um sie zur Grundlage von breiteren klinischen Beobachtungen machen zu können. Sie sind uns jedoch zur Ergänzung und zum Vergleich sehr wertvoll. Wir haben erfahren, daß das übrige Material bei geeigneter Bearbeitung keineswegs wertlos und für unsere Untersuchungen ungeeignet ist. Allerdings schufen wir uns hierzu gewisse Voraussetzungen. Die für die Erst- und Frühsymptomatik noch verwendbaren Archivfälle blieben, als für Verlaufsstudien ungeeignet, unberücksichtigt. Wir nahmen hierfür als Ausgangsmaterial grundsätzlich nur selbst und stets in der gleichen Weise untersuchte Fälle, die großteils über mehrere Jahre hin verfolgt und wiederholt untersucht wurden. In der Zwischenzeit ließen sich notwendige objektive Erhebungen bei Vorgesetzten, Betriebs- und Hausärzten, Behördenleitern sowie berufsgenossenschaftlichen Prüfstellen durchführen. Als unbedingt notwendig erwies sich, daß die Untersuchungen einheitlich und von derselben Person vorgenommen wurden. Es galt schließlich, in gründlichen Explorationen biographische Abrisse und Antworten auf bestimmte, den üblichen posttraumatischen Beschwerdekomplex kaum betreffende Fragen zu erhalten. Wesentlich kam es uns darauf an, die einerseits zeitgeraffte und schablonengeprägte, andererseits mißtrauenumhegte Atmosphäre einer Begutachtung zu überwinden, um an deren Stelle eine beiderseits ergiebigere ärztliche Situation entstehen zu lassen. Dies gelang in vielen Fällen besser, als zu erwarten stand. Mit diesem Verfahren haben wir sicher vieles Störende vermieden; denn wir sahen darunter manches anfänglich behauptete Beschwerdebild abblassen und schrumpfen. Die Angaben wurden verläßlicher, und wir erfuhren darüber hinaus vieles für unsere Zwecke Wichtige. Wir haben dabei auch gelernt, daß die übliche, auch von uns anfänglich vertretene Meinung über die soziale Einstellung alternder Menschen vielfach nicht oder nicht mehr zutrifft. Dem verschiedentlich angetroffenen, mehr oder weniger verhohlenen Wunsch nach einer vorzeitigen Invalidisierung stand nach unseren Erfahrungen sehr viel häufiger eine bemerkenswerte soziale Zähigkeit und ein ausgesprochener Arbeits- und Gesundungswille gegenüber. Bei jüngeren Verletzten sahen wir kaum so echtes Bekümmertsein selbst über einen zeitlich begrenzten Ausfall sowie über die anschließend empfundene Leistungsminderung. Möglicherweise zeichnet sich hierin ein zeit- und situationsbedingter Wandel ab, an dem eine allgemein veränderte Einstellung zum Altern und zum Alter mitwirken könnte. Es fiel uns auf, welch hoher Prozentsatz von Verletzten selbst kurze Zeit vor der Altersgrenze wieder dem Arbeitsprozeß zustrebte und die Frage nach beabsichtigter Arbeitsniederlegung lebhaft verneinte. In einer größeren Anzahl waren wirtschaftliche Gründe bei erhaltenem Pflichtenkreis (Sicherung der eigenen und weiteren familiären Existenz), bei Bedürfnis nach sozialer Besserstellung (geplante Anschaffungen) maßgeblich. Vielfach wurde indes unmißverständlich mitgeteilt, daß man noch lange nicht „zum alten Eisen", „zum

Ausgedinge" gehöre und noch nicht „verschrottet" sein wolle. Der Tätigkeit, und zwar der lohnbringenden Arbeit, schien in solchen Fällen geradezu die Funktion eines Ausweises gegen das Älter- und Altwerden zugemessen zu werden. Häufiger als von jüngeren Verletzten wurde spontan die Bitte um eine gegen die Beschwerden gerichtete wirksame Medikation oder um eine entsprechende Mitteilung an den Hausarzt vorgebracht. Wir begegneten relativ häufig einer wirklichen, nicht nur aus Zweckgründen geäußerten Sorge um die Wiederkehr der gewohnten Leistungshöhe. Der Bergmann H. K. (I/Nr. 9 N) wies angesichts seiner die Arbeit unter Tage behindernden Beschwerden bedrückt, fast ängstlich die seinem Großvater von der Knappschaft anläßlich eines späten Arbeitsjubiläums überreichte silberne Uhr vor; andere ersuchten um kurzfristige klinische Untersuchung und Beratung oder kauften auf eigene Kosten teure, angeblich wirksamere Medikamente. Die Sorge um den Arbeitsplatz, um ein vorzeitiges Ausscheiden, um die Leistungsfähigkeit ganz allgemein schien gar nicht selten fast etwas zu profiliert.

Über diesen Hinweisen sollen nicht die Fälle mit geringem Arbeits- und Gesundungswillen vergessen sein, oder die, die mittels übertriebener Beschwerdeangabe aus dem Unfall „Kapital schlagen" und für die „alten Tage" einen wirtschaftlichen Beitrag in Gestalt einer Unfallrente erstreben wollten. Es sind dies persönlichkeitsabhängige Verhaltensweisen, die nach Unfällen in jedem Alter anzutreffen sind. Sie machen sich nach unseren Erfahrungen in den höheren Altersklassen sicherlich nicht stärker bemerkbar und können schon gar nicht als Kennzeichen einer vorherrschenden sozialen Einstellung älterer Verletzter gelten. Mit der Länge der Untersuchungen, der wiederholten Überprüfung vieler Einzelfälle, schärfte sich zudem der Blick für Zutaten, Abnormes und Pathologisches. Die größere Anzahl der Fälle konnte deshalb gerade durch ihre Verschiedenheit den Untersuchungen nur dienlich sein. Wichtig mußten uns immer Symptome sein, die aus dem Vergleich mit ähnlichen Fällen pathologische Einschläge nahelegten. Dies war schon wegen einer Abgrenzung gegenüber echten Alterseigentümlichkeiten notwendig. Mit tabellarischen Übersichten schien in diesem ganzen Zusammenhang wenig gewonnen, da sie Verläufe nur sehr ungenügend erfassen können. Man bleibt deshalb zur Darstellung auf wichtige Teile der Krankenakten selbst angewiesen.

Der Zeitraum, in dem die allgemeinen posttraumatischen Beschwerden an unserem Material im wesentlichen abklangen, erwies sich als sehr variabel. Das geduldige Zusammentragen und Vergleichen von Daten aus einer ganzen Reihe geeigneter, d. h. verläßlicher Fälle aller Altersklassen ließ wenigstens in Umrissen einzelnen Altersklassen eigentümliche Verlaufslinien erkennen, die natürlich nicht scharf nebeneinander stehen, sich aber voneinander abheben lassen.

Stellt man zunächst eine Übersicht aller angetroffenen, am Wesentlichen orientierten Verläufe zusammen, so läßt sich — vorerst wieder ohne Aussonderung nach Alter und pathologischen Einschlägen — etwa folgende Skala aufstellen:

1. Auffallend beschwerdearme Verläufe ohne weitere erkennbare Folgen.

2. Durchschnittliche Verläufe gleich denen in niederem Alter mit folgenloser Beschwerderückbildung etwa innerhalb eines Jahres.

3. Verläufe mit deutlich verlängertem, aber weitgehend reversiblem Beschwerdebild (1½—2—2½—3 Jahre).

4. Verläufe mit einem akuten, aber begrenzten und nicht progredienten „vegetativen Knick" bzw. „Alterungsschub".

5. Verläufe, bei denen das typische Beschwerdebild mit oder ohne kürzerem Intervall zu einem allmählichen, progredienten Alterungsprozeß überleitet.

6. Verläufe mit dem Trauma dicht angeschlossenen akuten oder perakuten neurologischen Komplikationen.

7. Verläufe mit akutem und schwerem Zusammenbruch der körperlichen und psychischen Funktionen.

8. Verläufe mit letalem Ausgang.

Selbst wenn an einigen dieser Verlaufstypen die Beteiligung pathologischer Vorbedingungen ersichtlich wird — die auch einer differenzierenden Betrachtung wert scheinen —, bleibt noch die Frage, wo denn die physiologischen Abläufe enden und die pathologischen beginnen. Wie schon für das Kommotionssyndrom und die Frühsymptome vermerkt, so galt auch für die Verläufe, daß sie durchaus nicht immer aus erkennbaren oder sonst objektivierbaren Vorbedingungen und Frühsymptomen ableitbar waren. Bei dem Vergleich der einzelnen „Anteile" des ganzen posttraumatischen Zustandes sind wir immer wieder auf diese sonst nicht bekannte Lockerung des ganzen Gefüges gestoßen. Die Auswertung der Frühsymptome für die Beurteilung des späteren Zustandes hatte sehr häufig eben nicht mehr die u. a. von JANZEN zugesprochene Bedeutung, auch ohne daß schon pathologische Faktoren im Spiel schienen. In dieser „Dysharmonie" von Kommotionssyndrom, Frühsymptomatik und anschließendem Verlauf, der mehr eigenständigen Äußerungsform dieser Stadien, liegt vermutlich überhaupt eine der Eigentümlichkeiten von Alterstraumen. Dieses fehlende Abgestimmtsein des Symptomenverbandes ist es, das zur Quelle der Unsicherheit wird, die durch das Gebrauchsschema zwar verdeckt, aber nicht behoben wird.

1. Auffallend beschwerdearme Verläufe ohne weitere erkennbare Folgen

Die auffallend beschwerdearmen Abläufe bilden eine unübersehbare Gruppe, der man bis in die höchsten Altersklassen hinein begegnet. Es findet sich auch bei ihr seltsamerweise keine eindeutige Korrelation zu leichten Unfällen, leichten Kommotionssyndromen, geringen Frühsymptomen oder phsyiologischen Ausgangsverhältnissen. Offenbar haben LISCHE, GONNERMANN (s. WANKE S. 111) und STIER bei Hypertonikern und sogar bei Cerebralsklerotikern Ähnliches gesehen. Aus den einzelnen Altersgruppen folgen einige Beispiele, die die sehr verschiedenen Bedingungen widerspiegeln.

I/Nr. 73 N. Andreas Schw., geb. 21. 4. 1902, aus Gl., Arbeiter. Am 28. 9. 1954 *(52 Jahre)* ziemlich schwerer Sturz auf den Hinterkopf beim Schneiden von Blechtafeln. Bewußtlosigkeit für 4—5 min, kurzdauernde Übelkeit. Chirurgische Klinik: Keine Schädelfraktur, normaler neurologischer Befund. Diagnose: Hirnerschütterung. *4 Monate nach dem Unfall* (8. 2. 1955) *klinische Untersuchung. Klagen:* Schmerzen am Hinterkopf, Nacken, Schultern. Kein allgemeiner Kopfschmerz, kein Schwindel. Keine psychische Nachwirkung bemerkt. *Befund:* Neurologisch o. B. RR: 200/95 (!) (seit 4 Jahren bekannt). Im Schellongtest auffallend starre Werte. Symptome eines Cervicalsyndroms. Psychisch: Objektiv keine Folgen des Traumas, erfreulich sachliche Haltung. „Was man ist, das ist man". Schw. steht seit 2 Monaten wieder am gleichen Arbeitsplatz. *12 Monate nach dem Unfall* (5. 10. 1955): Unverändert guter Zustand bei erhaltener Leistungsfähigkeit.

I/Nr. 142 N. Anton W., geb. 28. 5. 1900, aus D.-G., Maurer. Nach einem Sturz vom Gerüst (2,5 m) am 14. 10. 1954 *(54 Jahre)* für etwa 1 Std bewußtlos. Brechreiz, kein Erbrechen. Chirurgische Klinik. Basisfraktur. Neurologisch o. B. Diagnose: Hirnerschütterung.

4½ Monate nach dem Unfall (28. 2. 1955) *klinische Untersuchung. Klagen:* Schmerzen im Nacken und rechter Schulter. Seit 6 Wochen weder allgemeiner Kopfschmerz noch Schwindel.

W. fühlt sich körperlich und psychisch unverändert, arbeitet seit 4 Wochen wieder uneingeschränkt. *Befund:* Neurologisch o. B. RR: 140/85. Leichtes Cervicalsyndrom. Keine psychischen Nachwirkungen des Traumas.

12 Monate nach dem Unfall (1. 11. 1955): Beschwerden von seiten des Cervicalsyndroms. Keine allgemeinen posttraumatischen Symptome.

I/Nr. 71 N. Heinrich H., geb. 6. 7. 1898, aus Qu., Heizer (Bahn). Am 24. 6. 1954 *(56 Jahre)* Motorradunfall mit Bewußtlosigkeit von 10—15 min, kurzer Benommenheit, ohne Brechreiz oder Erbrechen. Chirurgische Klinik: Keine Schädelfraktur. Neurologisch o. B. Diagnose: Hirnerschütterung.

Klinische Untersuchung etwa 3 Monate nach dem Unfall (17. 9. 1954). *Klagen:* Keine Kopfbeschwerden, kein Schwindel. Nur im Nacken manchmal eigenartige Spannung. Seit dem 15. 8. wieder als Heizer im stationären Dienst tätig, der schwere Arbeit mit Steigen, Bücken und Schippen verlangt. Keine Verschlechterung in der Belastung. *Befund:* Neurologisch o. B. Leichte, auf Osteochondrose der HWS verdächtige Beschwerden. RR: 140/80. Psychisch völlig unbeeinträchtigt, auch keine cerebralen Intoleranzerscheinungen mehr.

12 Monate nach dem Unfall: Voll im Dienst eingesetzt. Subjektiv und objektiv keine Traumafolgen.

II/Nr. 57 N. Josef St., geb. 23. 3. 1894, aus E., Zimmermann. Am 27. 3. 1956 *(62 Jahre)* Unfall mit Moped. Bewußtlosigkeit 10—15 min, anschließend 30 min benommen. Kein Brechreiz, kein Erbrechen. EEG 1 Std nach dem Unfall: extrem flaches, verlangsamtes Hirnstrombild, typisch für akute postkommotionelle Phase. Beschwerdekomplex recht geringfügig, so daß St. am 2. Tage bereits aufstehen möchte. EEG am 3. Tage nach dem Unfall (29. 3. 1956): Noch immer ausgesprochen flach, aber schon Amplituden bis 15 mV. Entlassungswunsch am 5. Tage. Geringer Kopfschmerz, kaum Schwindel; St. ist stundenweise außer Bett. Bei Entlassung am 14. 4. 1956 praktisch beschwerdefrei.

Klinische Untersuchung 4 Monate nach dem Unfall: St. arbeitet seit 10 Wochen wieder als Zimmermann (Treppenbau). Bei Übernahme der beruflichen Belastung nur geringe, rasch abklingende Beschwerdeverstärkung. *Befund:* Neurologisch o. B. RR: 170/100 mm Hg. Psychisch liegen keine Veränderungen vor. Keine posttraumatische Leistungsschwäche.

III/Nr. 69 N. Otto D., geb. 19. 6. 1883, aus L., Kaufmann. Bei einem Autounfall am 23. 3. 1952 *(69 Jahre)* Commotio cerebri mit 15 min anhaltender Bewußtlosigkeit, weiterer 4—5stündiger Benommenheit. Am 2. Tag einmal Erbrechen. Neurologisch o. B. Keine Schädelfraktur. Rasche Rückbildung der posttraumatischen Beschwerden innerhalb der 12tägigen Klinikzeit.

Klinische Untersuchung 8 Monate nach dem Unfall. Klagen: Geringer Kopfschmerz nur bei Witterungsumschlag. Schwindel wird nicht bemerkt. D. fühlt sich psychisch in keiner Weise alteriert. *Befund:* Neurologisch o. B. RR: 115/75 mm Hg. D. macht einen sehr rüstigen Eindruck. Gedächtnis und Merkfähigkeit nicht beeinträchtigt. Arbeit im eigenen Betrieb seit 5 Monaten wieder aufgenommen.

III/Nr. 40 N. Christoph H., geb. 12. 2. 1887, aus P., Landwirt. Am 9. 5. 1953 *(66 Jahre)* Verletzung am Hinterhaupt durch umfallendes Scheunentor. Für 10—15 min bewußtlos, danach über 1½ Tage unruhig, desorientiert. Neurologisch keine Auffälligkeiten. Labiler Hypertonus (190/105—150/75). Kein Schädelbruch. Nach 3 Wochen praktisch beschwerdefrei aus dem Krankenhaus entlassen.

4 Monate nach dem Unfall klinische Untersuchung (4. 9. 1953). *Klagen:* Narbenschmerz am Hinterkopf. Erhebliche Beschwerden im Nacken und an den Schultern bis in die Arme. Flüchtiger Schwindel nach Kopfdrehen. Noch etwas vergeßlicher als früher, sonst psychisch nicht beeinträchtigt. *Befund:* A. wirkt etwas vorgealtert. Neurologisch unauffällig. Deutliches Cervicalsyndrom. Psychisch auch objektiv keine Traumawirkung feststellbar.

1 Jahr nach dem Unfall (28. 4. 1954): Noch immer erheblicher Nacken-Armschmerz. Im übrigen keine Traumafolgen.

IV/Nr. 5 N. Friedrich R., geb. 11. 1. 1880, aus B., Landwirt. (Kommotionssyndrom und Frühsymptomatik s. S. 18).

Klinische Untersuchung 9 Monate (2. 4. 1955) *nach dem mit 74 Jahren erlittenen Unfall. Klagen:* Keine allgemeinen posttraumatischen Beschwerden mehr. Leichter Schwindel und Schwerhörigkeit bestanden bereits früher, ebenso wie ein Hypertonus von 220/105. Die anfängliche posttraumatische Merkschwäche war nach etwa 3 Monaten zurückgegangen. *Befund:* Neurologisch, abgesehen von der Armplexusverletzung, o. B. RR: 200/105 mm Hg. Schellongtest ergibt auffallend starre Werte; auch nach Belastung praktisch keine Veränderung des systolischen wie diastolischen Druckes. Keine Akzentuierung von Hypertoniebeschwerden nach der Commotio cerebri.

VI/Nr. 8 N. Wilhelm Sch., geb. 29. 8. 1872, aus L., Landwirt. Am 12. 2. 1952 *(80 Jahre)* stürzt der rechts erblindete (grüner Star), körperlich schon unbeholfene Mann vom Wagen, als das Pferd scheute und anzog. Bewußtlosigkeit etwa 30 min. Schwere Verletzungen des linken Auges, Fraktur des Oberkiefers, Abriß des Jochbeins, Fraktur des Nasenbeins. Keine akzentuierte Frühsymptomatik von der Commotio her.

Klinische Untersuchung 7 Monate nach dem Unfall (5. 9. 1952). *Klagen:* Neuralgische Schmerzen linke Stirn, teilweise Lähmung der linken Gesichtsseite. Kein Kopfschmerz, kein Schwindel. Gedächtnis wird als gut bezeichnet. Sch. leidet unter erzwungener Untätigkeit, da jetzt auch links praktisch erblindet. *Befund:* Supraorbitalneuralgie links; periphere Facialisparese links. Zustand nach Plastik der linken Gesichtsseite. Neurologisch bis auf leichten Alterstremor o. B. Keine posttraumatische Schwäche und Intoleranz. Psychisch macht Sch. einen für das Alter ausgesprochen rüstigen, emotional ausgeglichenen und zuversichtlichen Eindruck.

VI/Nr. 11 N. Johann H., geb. 12. 5. 1871, aus L., Rentner. Am 17. 7. 1953 *(82 Jahre)* läuft H. auf der Straße in ein fahrendes Auto, ist sofort für 5 min bewußtlos, anschließend für 1 Tag benommen. Kein Brechreiz. Die anfänglich typischen Beschwerden klingen innerhalb von 6 Tagen nahezu gänzlich ab. Wird deshalb am 6. Tage nach dem Unfall aus der Klinik entlassen.

Klinische Untersuchung 6 Monate nach dem Unfall (20. 1. 1954). *Klagen:* Narbenschmerz linke Kopf- und Gesichtsseite. Keine allgemeinen posttraumatischen Beschwerden. (H. ist keineswegs psychisch so abgebaut, daß er solche Beschwerden nicht mehr registrieren könnte.) *Befund:* Neurologisch o. B. RR: 130/90 mm Hg. Psychisch altersentsprechend, subjektiv und objektiv kein allgemeiner Abbau nach der Schädel-Hirnverletzung.

VII/Nr. 1 N. Justus H., geb. 8. 3. 1865, aus F., Werkmeister i. R. (Kommotionssyndrom und Frühsymptome s. S. 22). Die Beschwerden nach der im 89. Lebensjahr erlittenen Commotio cerebri klangen so rasch ab, daß H. bereits am 4. Tage aus der Klinik entlassen wurde.

Klinische Untersuchung 4 Monate (15. 7. 1954) *nach dem Unfall. Klagen:* Allgemeine Altersbeschwerden, Schmerzen von der Hüftprellung, Nackenbewegungsschmerz. Allgemeine postkommotionelle Beschwerden werden nicht geäußert. *Befund:* Neurologisch o. B. RR: 140/95, Cervicalsyndrom. Psychisch zwar eingeengt, verlangsamt, aber kein gröberer Abbau. Folgen der Commotio cerebri sind nicht nachweisbar.

VII/Nr. 5 N. Margarete K., geb. 19. 8. 1869, aus B., Rentnerin. Am 24. 4. 1955 *(86 Jahre)* wird sie auf der Straße angefahren. Bewußtlosigkeit 3—4 min, danach mehrere Stunden benommen. Auffallend geringe posttraumatische Beschwerden. Kann am folgenden Tage wieder nach Hause entlassen werden.

Klinische Untersuchung 6 Monate nach dem Unfall (30. 10. 1955). *Klagen:* Altersbeschwerden (Herz, Gelenke, Beweglichkeit). Keine irgendwie typischen postkommotionellen Beschwerden. *Befund:* Neurologisch o. B. Psychisch recht senil wirkend. Keine ersichtliche Verstärkung darin nach objektiver Anamnese. Keine Folgen der Commotio cerebri feststellbar.

VIII/Nr. 1 N. Ottilie B., geb. 5. 1. 1865, aus St., Rentnerin (Kommotionssyndrom und Frühsymptomatik s. S. 22). Die postkommotionellen Beschwerden klangen auch nach im *91. Lebensjahr* erlittenen Unfall rasch ab. Vom 3. Tage an stand sie auf, am 8. Tag war die stationäre Behandlung beendet.

Untersuchung 3 Monate (9. 12. 1956) *nach dem Unfall. Klagen:* Gelegentlicher Kopfschmerz, Bückschwindel. Sonst keine Beeinträchtigung. *Befund:* Körperlich und psychisch altersentsprechend. (B. geht täglich in den Ort, macht Besorgungen, hilft im Haushalt mit.) Neurologisch o. B., abgesehen von aufgehobenen ASR. RR: 175/100. Psychisch eingeengt, aber kein gröberer Abbau. Die Commotiofolgen sind im wesentlichen abgeklungen.

Wir haben derartige Verläufe seltener bei sehr schweren Cerebralsklerosen, häufig aber bei viele Jahre bestandener Hyper- oder Hypotonie angetroffen, die sicherlich mit einer pathologischen Gefäßsklerose einhergingen. In einem Falle bestand eine senile Demenz (VII/Nr. 5 N). Den Verletzten war bei verschiedengradiger psychischer Beeinträchtigung am ehesten noch eine gewisse körperliche

Vitalität bis in die höchsten Jahre hinein eigen. Die Zustandsbilder wurden mit steigendem Alter eigentlich immer dürftiger, boten nach Abklingen des akuten posttraumatischen Zustandes immer geringer ausgeprägte cerebrale Allgemeinsymptome. Die gewünschte und wegen der geringen Beschwerden auch ärztlich vertretbare Entlassung aus der Klinik am 2., 4., 6. und 8. Tage nach der Verletzung war an sich schon etwas sonst Ungewöhnliches. Gemessen am Durchschnitt des mittleren Lebensalters entstand der Eindruck, als wenn das Trauma auf ein starrer gewordenes, weniger reagierendes System einwirken würde. Die Commotio schien in diesen Fällen nach dem äußeren Ablauf dem Altershirn weniger auszumachen. Es fiel weiterhin auf, daß solche Verläufe im hohen Alter gegenüber dem 6. und 7. Jahrzehnt häufiger zu vermerken waren, so daß ihr Anteil an der Gesamtzahl jener Altersgruppen (V—VIII) größer wurde.

Dieser begrenzten Gruppe gegenüber steht *die große Zahl der Verletzten mit dem üblichen posttraumatischen Beschwerdekomplex.* Dieser hebt sich allerdings nach unseren Erfahrungen insofern von dem junger und jüngerer Verletzter ab, als vegetative Komponenten wie das Schwitzen und die Pulsunregelmäßigkeiten unter der Belastung mit steigendem Alter weit hinter den Klagen über diffusen Kopfschmerz, Bewegungs-(Bück-)schwindel und vor allem über Merkstörungen zurücktreten.

Erstaunlich zahlreich waren Beschwerden, die schon nach der Schilderung auf die Halswirbelsäule als Ursprung hinwiesen. Bei der Häufung degenerativer Veränderungen besonders der HWS im vorgerückten Alter ist es an sich nicht erstaunlich, daß der am frei beweglichen Kopf vor sich gehende Commotio-Vorgang von Stauchungen, Zerrungen, stärkeren Abbiegungen an der HWS begleitet wird, die zu vorübergehender Verschlimmerung schon bestandener, oder auch zum erstmaligen Auftreten entsprechender Schmerzzustände führen. Nach Sturz auf den Hinterkopf oder bei Krafteinwirkung vom Scheitel her überwog der Nacken-Hinterhauptschmerz (N. occipitalis major), der bei gleichzeitig bestehendem halswirbelsäulen-abhängigen Bewegungsschwindel (über eine Beeinträchtigung der Vertebralisdurchblutung) häufiger zu Verwechslungen mit einem posttraumatischen Allgemeinsyndrom führte. Es waren gar nicht so selten diagnostische Korrekturen in dieser Richtung geboten. An die Möglichkeit einer traumatisch bedingten „cervicalen Migräne“ ist immer zu denken.

2. Durchschnittliche Verläufe gleich denen in niederem Alter mit folgenloser Beschwerderückbildung etwa innerhalb eines Jahres

Die Rückbildung der postkommotionellen Beschwerden innerhalb der Jahresgrenze beobachteten wir vor allem im 6., allenfalls noch bis zur zweiten Hälfte des 7. Jahrzehnts. Oberhalb des 70. Lebensjahres trafen wir diesen Verlauf nicht mehr an. Diese Gruppe bietet an sich nichts Besonderes und bedürfte keiner Beispiele, wenn nicht auch zu ihr Fälle mit deutlich pathologischen Ausgangsbedingungen gehörten.

I/Nr. 141 N. Otto L., geb. 3. 10. 1895, aus W., Angestellter. Am 6. 1. 1952 *(56 Jahre)* wird L. als Radfahrer von einem Auto umgefahren, ist für 10 min bewußtlos, für weitere 2—3 Std benommen. Bei normalem neurologischen Befund — Schädelfraktur bestand nicht — wurde die Diagnose einer Hirnerschütterung gestellt.

Klinische Untersuchung 1 Jahr nach dem Unfall (28. 2. 1953): Zur Vorgeschichte war in Erfahrung zu bringen, daß L. seit 2—3 Jahren sichtlich an Leistungskraft nachließ, häufiger verstimmt war, Symptome einer Merkstörung bot, rasches Versagen der Potenz einsetzte. Man hatte an eine Cerebralsklerose oder einen vorzeitigen hirnatrophischen Prozeß gedacht. *Klagen:* Gute Rückbildung der Kopfschmerzen innerhalb der letzten 3 Monate. Jetzt noch flüchtiger Schwindel beim Nach-oben-Sehen. Sonst keine Klagen, auch nicht in Richtung einer Verschärfung des wohl empfundenen, prätraumatisch schon bestandenen Zustandes. *Befund:* Etwas vorgealtert aussehender Mann. Neurologisch o. B. Die tastbaren Gefäße sind rigide. RR: 130/90 mm Hg. Fundusgefäße: schmal, gestreckt. Psychisch wirkt L. etwas langsam, umständlich, sonst noch nicht nivelliert. Die Annahme eines im Gange befindlichen diffusen cerebralen Prozesses ist durchaus berechtigt, ohne daß dessen Natur schon geklärt werden konnte. L. leidet unter diesem, seine Leistungsfähigkeit beeinträchtigenden Zustand. Nach Auskunft des Hausarztes ist auch objektiv durch das Kopftrauma keine Veränderung zurückgeblieben.

Eindrucksvoller noch ist der nächste Fall.

III/Nr. 3 N. Josef D., geb. 30. 12. 1887 aus N., Pförtner. D. stürzte bei Glatteis am 16. 1. 1953 *(66 Jahre)* auf dem Wege zum Betrieb hart auf den Hinterkopf, war sofort für einige Minuten (etwa 5 min) bewußtlos, verspürte keinen Brechreiz. In der Nacht zum 17. 1. plötzliche Steigerung der an sich heftigen Kopfbeschwerden und des Schwindels. Am nächsten Morgen motorisch-aphatische Sprachstörung. *Diese neuen, mit einem seit 20 Jahren bestehenden, kaum Beschwerden verursachenden Bluthochdruck* (systolisch über 200 mm Hg) *in Zusammenhang gebrachten Symptome* bilden sich in 2 Wochen zurück. Auch die allgemeinen posttraumatischen Beschwerden bessern sich so weit, daß D. am 29. 4. — 14 Wochen nach dem Unfall — seine alte Tätigkeit wieder aufnehmen kann. Unter der Belastung anfänglich Verstärkung der Beschwerden. Es fällt ihm auf, daß er Worte schwerer findet als früher. In den folgenden Wochen und Monaten gute Anpassung.

Klinische Untersuchung 5 Monate nach dem Unfall (10. 6. 1953). *Klagen:* Diffuser Kopfschmerz, Bückschwindel, Merkschwäche, die aber schon im Nachlassen befindlich sei. Sonst gutes Befinden. *Befund:* Großer, pyknisch gebauter Mann in gutem Allgemeinzustand. RR: 230/110 mm Hg. Neurologisch unauffällig. Psychisch macht D. einen für sein Alter frischen Eindruck. Bekundet seine Freude an der erhaltenen Möglichkeit zur Arbeit. Geht auch weiterhin nach Dienstschluß seinen Privatinteressen (Garten, Kartenspiel) nach. Mnestische Störungen gering. Keine hirnpathologischen Symptome.

Klinische Untersuchung 1 Jahr nach dem Unfall (14. 1. 1954). *Klagen:* Kopfschmerz nur noch gering, kaum störend. Kein Bewegungsschwindel mehr. Vergißt Namen etwas leichter als früher. Ununterbrochen im Dienst, den er trotz des Alters noch einige Jahre weiter verrichten möchte. Keine zwischenzeitlichen Krankmeldungen. *Befund:* Unverändert guter Allgemeinzustand. RR bei 220/110 mm Hg. Psychisch frisch, lebhaft, interessiert. Keine Abbausymptome. D. hielt Nachuntersuchung gar nicht mehr für erforderlich. Mnestische Störungen lassen sich im üblichen Untersuchungsgang nicht festellen. Urteil: Traumafolgen abgeklungen.

Dieser Fall stellt insofern etwas Besonderes dar, als durch die Mitwirkung an sich unfallfremder, sicher aber unfallbeeinflußter cerebraler Symptome das posttraumatische Zustandsbild noch kompliziert wurde. Trotz dieser zusätzlichen hochdruckabhängigen Störungen im Alter von 66 Jahren kommt es unter beruflicher Belastung innerhalb eines Jahres zum Schwinden der Traumafolgen. Es wiederholt sich damit die schon bei Besprechung der Frühsymptome vermerkte Beobachtung relativ geringer Auswirkung einer essentiellen Hypertonie (s. S. 28); um eine solche muß es sich bei D. wohl handeln. (Der kaum Beschwerden hervorrufende Hochdruck war seit 20 Jahren bekannt; Herz-Kreislauf und Nierenfunktionen hatten sich bei früheren internistischen Untersuchungen als intakt erwiesen.) Cerebralsklerotische Symptome waren weder neurologisch noch psychisch festzustellen. Sonst fanden sich bei dieser Verlaufsart posttraumatischer Beschwerden kaum Hinweise auf schon früher bestandene pathologische Symptome.

3. *Verläufe mit deutlich verlängertem, aber weitgehend reversiblem Beschwerdebild (1½—2—2½—3 Jahre)*

Die verzögerte Rückbildung des traumatischen Allgemeinsyndroms war der Häufigkeit nach *die* Verlaufsart der 2. Hälfte des 6., des ganzen 7., weniger schon des 8. Jahrzehnts. Die Auswahl geeigneter Fälle für diese Gruppe mußte nach 2 Seiten hin besonders sorgfältig durchgeführt werden. Tatsächlich fand sich im Laufe der Jahre eine ganze Reihe von Fällen zusammen, deren Beschwerdeschilderung recht verläßlich war und die zumindest klinisch noch keine Symptome pathologischer Einschläge vermuten ließen. Es wurde durchaus nicht die Beschwerdeschilderung einfach übernommen, sondern durch eine im psychiatrischen Stil gehaltene, gezielte Exploration die Situation erfragt, in der gerade das Charakteristische der empfundenen Störungen hervortreten mußte und mittels geeigneter Fangfragen die Verläßlichkeit der Angaben noch überprüft.

I/Nr. 44 N. Wilhelm K., geb. 31. 10. 1894, aus K., Landwirt und Schreiner. Bei einem Sturz vom Obstbaum am 12. 9. 1953 *(59 Jahre)* kam es zu einer Kopfverletzung mit 15 bis 20 min anhaltender Bewußtlosigkeit — kein Erbrechen —, einer Fraktur der vorderen Schädelgrube. Diagnose: Hirnerschütterung. Bei der ersten Belastung 4 Wochen nach dem Unfall erhebliche Beschwerdeverstärkung (Kopfschmerz, Bewegungsschwindel).

1. klinische Untersuchung 6 Monate nach dem Unfall (25. 3. 1954). Klagen: Diffuser Kopfschmerz, Schwindel, Merkstörung: Intoleranz gegen Reize verschiedener Art (Lärm, Unruhe, Ärger, Alkohol). *Befund:* Neurologisch o. B. RR: 150/95 mm Hg. Reaktive Verstimmung auf Grund der erzwungenen Leistungsminderung, da Erweiterung der Werkstatt vorgesehen war.

2. klinische Untersuchung 1 Jahr nach dem Unfall (16. 9. 1954). *Klagen:* Nahezu unverändert. Arbeitet im eigenen Betrieb, ist noch sehr leistungslabil. Auch die Konzentration sei noch schlecht. *Befund:* Unverändert. Psychisch ist K. bedrückt. Keine Abbausymptome.

3. klinische Untersuchung 2 Jahre nach dem Unfall (5. 10. 1955). *Klagen:* Wesentliche Besserung der Kopfbeschwerden, des Schwindels, der Intoleranzsymptome in den letzten Monaten. Kann wieder voll arbeiten. *Befund:* Körperlich-neurologisch o. B. Psychisch lebhafter, zuversichtlicher. Unfallfolgen bestehen jetzt nicht mehr.

I/Nr. 109 N. Karl R., geb. 7. 10. 1896, aus L., Werkmeister. Verkehrsunfall am 31. 3. 1953 *(56 Jahre)* mit etwa 20 min anhaltender Bewußtlosigkeit; keine retrograde Amnesie, kein Erbrechen. Diagnose: Hirnerschütterung. Erster Arbeitsversuch nach 8 Wochen scheitert infolge verstärkter Beschwerden nach 14 Tagen. Im zweiten Arbeitsversuch nach 4 Monaten hat R. außer über Kopfschmerz, Bückschwindel noch über Konzentrationsschwäche, allgemeine Reizempfindlichkeit, Merkschwäche zu klagen. Laut Auskunft des Arbeitgebers war R. über 1 Jahr hin zur Ausführung nur von technisch-praktischen, nicht zu der von schriftlichen Arbeiten geeignet.

1. klinische Untersuchung 2 Jahre nach dem Unfall (14. 4. 1955). *Klagen:* Besserung der Leistungsfähigkeit erst in den letzten Monaten. Jetzt noch gelegentlicher Kopfschmerz, mäßige Merkschwäche. Noch immer stärkere Müdigkeit und Abgespanntsein nach Dienstschluß.

2. klinische Untersuchung 3 Jahre nach dem Unfall (26. 2. 1956). *Klagen:* Anhaltende Besserung, so daß der Beruf des Werkmeisters praktisch wieder ganz ausgefüllt werden kann. Nur gelegentlicher witterungsabhängiger Kopfschmerz und leichter Bückschwindel. Vor allem beruhigt über die wiederhergestellte psychische Stabilität, die eine gute Leistung sicherstellt. *Befund:* Normaler neurologischer Befund. RR: 145/95. Keine Symptome einer Voralterung oder einer Cerebralsklerose.

III/Nr. 8 N. Christoph H., geb. 16. 4. 1883, aus A., Landwirt. Am 22. 3. 1951 *(68 Jahre)* Sturz von der Leiter infolge Sprossenbruch aus etwa 2½ m Höhe. Bewußtlosigkeit für 10 min, anschließend nicht länger benommen. Nach 3—4 Wochen Arbeitsaufnahme. Dabei nennenswerte Verstärkung der Beschwerden: Kopfschmerz, Bewegungsschwindel, vorzeitige Ermüdung, erhöhte Reizempfindlichkeit.

1. klinische Untersuchung 6 Monate nach dem Unfall (21. 9. 1951). *Klagen:* Nahezu unverändert wie in den ersten Monaten. *Befund:* Gesund aussehender, kräftiger Bauer. Neurologisch o. B. RR: 155/95. Keine cerebralsklerotischen Symptome. Psychisch noch rüstig. Bei experimentell-psychologischer Prüfung ergibt sich zwar Einengung, aber noch kein Abbau. Unter der Prüfung werden vorzeitige Ermüdung und ärgerliche Reaktion deutlich; H. verspürt starken Kopfschmerz.

2. klinische Untersuchung 1½ Jahr nach dem Unfall (3. 9. 1952). Nahezu unveränderte Klagen über Kopfschmerz, Schwindel, Vergeßlichkeit. H. arbeitet, muß jedoch längere Pausen einlegen. *Befund:* Unverändert gegenüber der letzten Untersuchung.

3. klinische Untersuchung 2½ Jahre nach dem Unfall (4. 10. 1953). Beschwerden ließen in der Zwischenzeit erheblich nach. H. fühlt sich wieder „stabiler“ in der Arbeit. Gedächtnis wird selbst als gut bezeichnet. Merkt sich auch jüngere Ereignisse besser als vor einem Jahr.

IV/Nr. 1 N. Ludwig H., geb. 8. 9. 1880, aus O., Landwirt. H. wurde am 19. 3. 1952 *(72 Jahre)* von einem scheuenden Pferd umgestoßen, schlug mit dem Hinterkopf hart gegen die Hauswand, war etwa 5—10 min bewußtlos. Kurzdauerndes Erbrechen. Blutung aus dem linken Ohr.

1. klinische Untersuchung 5 Monate nach dem Unfall (26. 8. 1952). *Klagen:* Diffuser Kopfschmerz (besonders bei Erschütterung), häufig sehr müde, lustlos. Lebhafter Bewegungsschwindel, Ermüdung bei jedem Arbeitsversuch. Übliche Intoleranzsymptome. *Befund:* Körperlich noch rüstig aussehender Mann. Neurologisch: Abgeschwächte ASR, sonst o. B. EEG: Keine pathologischen Veränderungen. RR: 160/95. Psychisch: Nicht abgebaut, aber müde wirkend, resigniert.

2. klinische Untersuchung 1 Jahr nach dem Unfall (24. 3. 1953). *Klagen:* Wenig verändert, eher leichte Zunahme, so daß doch an arteriosklerotische Mitwirkung gedacht wurde. *Befund:* Keine Veränderungen gegenüber der früheren Untersuchung. Von Angehörigen war zu erfahren, daß ein infolge der Beschwerden mißglückter Arbeitsversuch jeweils heftige Reaktionen auslöse. H. wolle auf dem Hof durchaus noch tonangebend sein, auch in der Arbeit.

3. klinische Untersuchung 2½ Jahre nach dem Unfall (28. 8. 1954). *Klagen:* Allmähliche Besserung während des letzten halben Jahres. Nur bei schlechtem Wetter noch „dummer Kopf“. Vergeßlichkeit sei noch vorhanden, da mache wohl das Alter viel aus. Immerhin könne er auf dem Hof wieder mit zupacken. *Befund:* Auf körperlich-neurologischem Gebiet nichts Auffälliges. RR: Unverändert bei 165/95. Psychisch wirkt H. trotz des hohen Alters (74 Jahre) frischer, zugewandter als früher. Gibt seine Freude über die doch noch eingetretene Besserung zu erkennen.

Der Vergleich zwischen der Schwere des Unfalls, der Ausprägung des Kommotionssyndroms, der Frühsymptome mit dem Verlauf macht an solchen nicht mit pathologischen Merkmalen behafteten Fällen das verzögerte Abklingen, die verlängerte Anpassungsphase erkennbar. Aber die Unfallfolgen klangen bis auf kaum störende Restsymptome ab, so daß die mit der Commotio cerebri eng gekoppelte Forderung der Reversibilität erfüllt ist. Man hätte demnach eine verlängerte sog. „Zweitwirkung“ vor sich, deren vorwiegend vasomotorische Genese allgemein unbestritten ist. Nach unseren Gedankengängen tauchte notwendig die Frage auf, ob in dieser verzögerten Rückbildung des allgemeinen posttraumatischen Syndroms nicht auch eine verzögert abklingende, das Gewebe selbst betreffende „Erstwirkung“ enthalten sein könnte. Diese Frage ist bisher noch nicht gestellt worden, aber sie liegt in der Linie unserer ganzen Untersuchungsrichtung. Sie ist mit klinischen Mitteln nicht lösbar, aber man kann vorerst auf sie aufmerksam machen.

4. Verläufe mit einem akuten, aber begrenzten und nicht progredienten „vegetativen Knick“ bzw. „Alterungsschub“

Zu einer eigenen Gruppe nehmen wir Fälle, in deren Beschwerdebild etwas qualitativ anderes auftauchte. Neben die üblichen Klagen trat die Angabe, nach der Verletzung „um einige Jahre gealtert“ zu sein. Zunächst sahen wir in dieser Aussage nur eine besondere, mit der veränderten Erlebnisart in der allgemeinen Involution zusammenhängende Umschreibung der üblicherweise empfundenen Beschwerden. Diese naheliegende Erklärung konnte jedoch nicht ganz befriedigen; denn bei den recht eindringlichen Schilderungen standen die üblichen Beschwerden keineswegs im Vordergrund. Die Verletzten begründeten die erlebte Veränderung meist nicht oder nicht entscheidend mit solchen Beschwerden. Deshalb schien uns die Annahme einer neurologisch stummen Hirnprellung oder eine erstmals spürbar gewordene pathologische Komponente zutreffender. Nur war die Contusio auch unter Beiziehung diagnostischer Hilfsmittel (EEG) nicht belegbar und der fehlende Progreß unter der Beobachtungszeit für traumatisch angestoßene oder verstärkte pathologische Prozesse nicht gerade charakteristisch. Deshalb beschäftigte uns diese Gruppe ganz besonders. Bei Verletzten jenseits des 70. Lebensjahres sind uns Klagen der genannten Art nicht begegnet. Das werteten wir nicht sehr hoch, einmal weil die Zahl der beobachteten Fälle im hohen Alter geringer wurde, andererseits das „Gefühl" für weiteres Altern von da an kaum mehr so ausgeprägt sein mochte wie früher. Mit solchen Verletzten beschäftigten wir uns längere Zeit, um Einblick in die als gestört empfundenen Qualitäten zu bekommen; denn das Erlebnis des „Ältergewordenseins" ist etwas recht Komplexes. Begrifflich besonders differenzierte Berichte waren bei dem Patientenmaterial aus Gründen mangelnder kritischer Selbstbeobachtung wie ungeschulter Fähigkeit zu kategorialer Einordnung kaum zu erwarten. Wir erfuhren, daß dieser Mangel durch den Vorteil bisher wenig reflektierter, lebensnaher Mitteilungen auszugleichen war.

Es folgen einige der Krankengeschichten, aus denen das eben Angedeutete erkennbar werden soll.

I/Nr. 6 N. Karl M., geb. 18. 9. 1897, aus H., Rangiermeister. Am 27. 1. 1953 *(56 Jahre)* erlitt M. einen Betriebsunfall mit 15—20 min dauernder Bewußtlosigkeit, ohne Erbrechen, ohne retrograde Amnesie. Recht geringe posttraumatische Beschwerden in der Klinik, aus der er nach 3 Wochen entlassen wird. Nach weiteren 3 Wochen nahm M. den Dienst wieder auf, wobei erheblicher Beschwerdeanstieg einsetzte.

1. klinische Untersuchung 12 Wochen nach dem Unfall (23. 4. 1953). *Klagen:* Kopfschmerz, Schwindel, Vergeßlichkeit. Zustand auch sonst noch nicht so wie vor dem Unfall. Er sei so „lahm", es fehle ihm „am gewohnten Lebensgeist". Hoffnung auf Besserung, da Beförderung zum Oberrangiermeister in Aussicht steht. Hat noch mit 51 Jahren besonders gute Prüfung zum Rangiermeister abgelegt. *Befund:* M. wirkt nach dem Gesamteindruck etwas älter als seinen Jahren entspricht (knapp 60 Jahre). Guter Kräftezustand. RR: 150/90. Keine Symptome für Gefäßsklerose. Neurologisch: o. B. Psychisch: Reaktiv verstimmt. Keine Zeichen für Intelligenz- oder Persönlichkeitsabbau. Merkfähigkeit leicht gemindert. Tempo und Reaktionszeit vielleicht etwas langsam.

2. klinische Untersuchung 9 Monate nach dem Unfall (10. 10. 1953). *Klagen:* Im Mai 1953 für 14 Tage mit Dienst ausgesetzt, sonst nicht, obwohl es schwer falle. Kopfschmerz und Schwindel nicht mehr so schlimm, komme aber nicht zu alter Leistung. Seit dem Unfall sei etwas mit ihm geschehen; er komme sich vor wie gut 5—6 Jahre älter. „Der Lebensgeist", „die Frische" sei weg, er könne sich zu weniger aufraffen. Achtsamkeit im Betrieb und das Merken seien auch noch nicht wieder in Ordnung. *Befund:* Körperlich-neurologisch unverändert normal. Psychisch gleichfalls keine weiteren Veränderungen. Motivierte Ängstlichkeit und gedrückte Stimmung (Zukunftsorgen: Beförderung, Schulden infolge Hausbau). Keine Aggravation, keine Rententendenz. Möchte gesund werden, ersucht privat ärztlichen Rat. Von Fehlverarbeitung des Unfallereignisses war nichts festzustellen.

3. klinische Untersuchung 1¼ Jahr nach dem Unfall (1. 4. 1954). *Klagen:* Kaum geändert. Hatte leichteren Posten im Rangierdienst erhalten. Ängstlich-erstaunte Frage, wie man sich denn durch einen so „dummen" Unfall derart verändern könnte. Man altere doch allmählich, aber nicht so rasch. „Die ganzen Pläne muß man aufstecken". „Der Wille ist da, aber es will und will nicht zureichen“. „Es fehlt an Stoßkraft“. Sorge vor frühzeitiger Pensionierung. Hängt sehr am Beruf. *Befund:* Körperlich-neurologisch unverändert. RR: 160/95. Psychisch: Zustand müder Nachdenklichkeit. Auch jetzt kein Intelligenz- oder weiterer Persönlichkeitsabbau. Psychisch-experimentell: Erhöhter Zeitverbrauch, mäßige mnestische Störungen, keine gestraffte Konzentration. Sonst keine Fehlleistungen. Von der recht langen Prüfung ist M. sichtlich angestrengt.

4. klinische Untersuchung 2 Jahre nach dem Unfall (25. 2. 1955). *Klagen:* Nach Art und Umfang praktisch nicht geändert. „Da kann einer sagen was er will, ich bin durch die Kopfverletzung gute 5 Jahre voraus.“ *Befund:* In den zurückliegenden 2 Jahren keine vorangeschrittene, weitere Voralterung. Zeichen einer nennenswerten Gefäßsklerose lassen sich auch internistisch nicht finden. Psychisch: Matt, gedrückte Stimmung. Kein Progreß hinsichtlich der früher festgestellten Symptome.

I/Nr. 7 N. Wilhelm H., geb. 19. 12. 1898, aus B., Maschinenmeister. Commotio cerebri am 20. 2. 1953 *(54 Jahre)* (s. S. 17). Anfängliche posttraumatische Beschwerden gering. Kopfschmerz und Schwindel nur mäßig. (Poliklinische Untersuchung 14 Tage nach dem Unfall.) Wegen der ernsteren Gesichtsverletzungen erst nach 4 Wochen Klinikentlassung.

1. klinische Untersuchung 14 Wochen nach dem Unfall (3. 6. 1953). Keine ernsteren Vorerkrankungen. Voll leistungsfähig gewesen bis zum Unfall. Auch schwere Arbeit ging gut von der Hand. *Klagen:* Kurze Zeit nach Klinikentlassung verstärkt Kopfschmerz, Schwindel, allgemeines Schwächegefühl. Seit 2 Wochen wieder am Arbeitsplatz. Noch nicht „der Alte“. Leistung noch deutlich geringer als früher, trotzdem durchgearbeitet. *Befund:* Wohl infolge des noch reduzierten Allgemeinzustandes wirkt H. um einige Jahre älter als ihm zukommt. RR: 140/80. Neurologisch: o. B. EEG: Unauffällig. Psychisch: Außer leichter Konzentrationsschwäche keine Ausfälle. Auch in mnestischer Hinsicht finden sich keine verwertbaren Störungen. Gute durchschnittliche Intelligenz.

2. klinische Untersuchung 1 Jahr nach dem Unfall (5. 2. 1954). *Klagen:* Arbeite durchgehend, ohne frühere Leistungshöhe erreicht zu haben. Lästiger Kopfschmerz und Schwindel beim Bücken. Schlimmer noch: Das Temperament fehle bei der Arbeit seit dem Unfall. Der habe den Körper wie mit einem Schlage um einige Jahre älter gemacht. Die Schwäche wolle einfach nicht weichen. Bei der Entlassung aus der Klinik schon etwas gespürt, aber auf Kräftigung gehofft. Jetzt manchmal schon mutlos. *Befund:* Auch nach Besserung des Allgemeinzustandes — Gewicht vor dem Unfall wurde trotz reichlicher Nahrungsaufnahme noch nicht erreicht — sieht H. älter aus, verstärkt durch einen müden Gesichtsausdruck. Neurologisch: o. B. Klinisch kein Anhalt für Hirnkontusion. RR: 145/80. Internistisch: Abgesehen von vasomotorischer Dysregulation und allgemeiner vegetativer Schwäche kein pathologischer Befund. Psychisch: Still, reserviert. Vorbringen der wesentlichen Beschwerden erst im Gespräch. H. wirkt absolut sachlich und glaubhaft in seinen Angaben. Auffassung, Konzentration, Merkfähigkeit nicht gestört. Experimentelle Prüfung strengt an. Leistungsabfall im Pauli-Test. Kein Intelligenzabbau, keine breitere Persönlichkeitsänderung.

3. klinische Untersuchung 2 Jahre nach dem Unfall (18. 1. 1955). *Klagen:* Keine Leistungsbesserung. Mußte leichtere Arbeit übernehmen. Verschlechterung des Zustandes wird nicht behauptet. Körperliche Schlappheit sei geblieben, er vertrage keine plötzlichen Anstrengungen mehr. Man finde nichts weiter bei ihm, aber er „vergehe“ bei schwerer Arbeit. Auch außerhalb der Arbeit nie richtig frisch. Im Werk wisse man, wie es vor dem Unfall mit seinen Kräften stand. (Auskunft beim Arbeitgeber bestätigt die sehr gute frühere Leistungshöhe. H. ist dort auch als gewissenhafter, eifriger Mann bekannt.) Vom Kopfschmerz und Schwindel abgesehen, sei im Kopf alles in Ordnung. Der Körper erhole sich seit dem Unfall nicht mehr. War vor 2 Jahren noch ein ganz anderer Kerl. *Befund:* Unverändert müdes, etwas vorgealtertes Aussehen. Neurologisch o. B. Internistisch: Allgemeine vegetative Schwäche, sonst o. B. Psychisch keine Abbausymptome.

I/Nr. 39 N. Karl D., geb. 31. 5. 1900, aus B.-G., Oberrangieraufseher. Stumpfes Schädel-Hirntrauma am 1. 5. 1954 *(54 Jahre)*, indem die Übergangsbrücke zwischen 2 Wagen mit Wucht auf den Kopf fiel. Bewußtlosigkeit von etwa 5 min Dauer, Erbrechen. Erhebliche posttraumatische Beschwerden, die im Laufe der 3wöchigen Bettruhe gut zurückgehen. 1. Arbeitsversuch im Fahrradbunker 6 Wochen nach dem Unfall scheitert wegen verstärkter Beschwerden. Während 4wöchiger Kur keine rechte Erholung. 2. Arbeitsversuch an der Sperre 12 Wochen nach dem Unfall muß nach 8 Tagen aufgegeben werden. Beim raschen Durchgangsverkehr starker Kopfschmerz, Flimmern vor den Augen. Kann dann die Fahrkarten nicht mehr scharf sehen.

1. klinische Untersuchung 5 Monate nach dem Unfall (6. 10. 1954). *Klagen:* Scheitelkopfschmerz und Nacken-Hinterhauptschmerz (Stauchung der HWS). Kenne sich seit dem Unfall nicht wieder. Fühle sich seither wie „ein alter Mann". Das sei „wie ein Schlag gegen das Leben" gewesen. Gewichtsverlust, Gedächtnisschwäche. Schwere Arbeit könne er einfach nicht packen. Früher „ganz andere Konstitution" gehabt. *Befund:* Vorgealtert und blaß aussehender Mann. RR: 160/95. Neurologisch (einschließlich EEG) unauffällig. Psychisch: Etwas matter Eindruck, sonst keine Veränderungen oder Ausfälle, abgesehen von leichten mnestischen Störungen. Gedrückte Stimmungslage.

2. klinische Untersuchung 1 Jahr nach dem Unfall (10. 6. 1955). *Klagen:* Bisher keine hinreichende Erholung trotz Schonung. „Es ist kein Geist im Körper mehr". Kann nicht verstehen, warum er so lange mit dem Unfall zu tun habe. Andere seien schneller auf den Beinen als er. Kopfschmerz und Schwindel nicht mehr so ausgeprägt, nur noch bei Hitze und schlechtem Wetter. *Befund:* Keine Veränderungen seit der letzten Untersuchung. RR: 165/95. Neurologisch o. B. Internistisch: Lediglich vegetative Labilität. Keine nennenswerte Gefäßsklerose. Psychisch: Reaktiv verstimmt. Keine sicheren organischen Veränderungen.

3. klinische Untersuchung 2 Jahre nach dem Unfall (20. 4. 1956). *Klagen:* Leichte Besserung der Leistungsfähigkeit. Trotzdem kein Vergleich zu früher. Das sei wie ein „körperlicher Schlag" gewesen. Kopfschmerz und Schwindel weiterhin nicht nennenswert störend. *Befund:* Weder neurologisch noch psychisch neue Untersuchungsergebnisse.

II/Nr. 11 N. Julius Bl., geb. 7. 11. 1888, aus M., Landwirt, der am 3. 10. 1952 *(64 Jahre)* beim Ackern vom Pferd geschlagen wird, 15 min bewußtlos, anschließend 3—4 Std benommen ist. Flüchtiger Brechreiz. Keine retrograde Amnesie. Klinische Diagnose: Commotio cerebri. Kein ausreichender Anhalt für Contusio. Fissurverdacht re. Scheitelbein. Gute Rückbildung der posttraumatischen Beschwerden während der 3wöchigen Behandlung. Ziemlich steiler Anstieg dieser Beschwerden unter der Belastung (Arbeitsaufnahme 5 Wochen nach dem Unfall).

1. klinische Untersuchung 5 Monate nach dem Unfall (11. 3. 1953). *Klagen:* Durch Kopfschmerz und Schwindel beim Heben und Bücken in Arbeit behindert. Merken noch schlecht. Der Unfall habe ihn verändert. Wie wenn er „im Alter eine Stufe heruntergefallen" wäre (meint damit einen Alterungsschub). Es fehle plötzlich „am Körper und am Lebensgeist". Sei innerlich so ruhig und lahm geworden. Das bedrücke ihn stark. *Befund:* Bei ausreichender körperlicher Beschaffenheit unvitales Aussehen. Turgorarme Haut. RR: 165/100. Gefäßsklerose auch internistisch nicht zu sichern. Neurologisch: Bis auf abgeschwächte ASR o. B. Psychisch: Etwas verlangsamtes Tempo und leichte Merkschwäche. Mattes, wenig spontanes Verhalten. Bei der im übrigen wenig differenzierten Persönlichkeit keine Abbausymptome.

2. klinische Untersuchung 1 Jahr nach dem Unfall (21. 9. 1953). *Klagen:* Kopfschmerz und Schwindel ganz leidlich zurückgegangen. Geblieben sei die ganze Mattigkeit. Das ist „wie ein innerer Altersbruch". „Auf einmal ist man alt". *Befund:* Keine weiteren körperlich-neurologischen Veränderungen. Es fällt immer nur die ganze Unfrische auf. Psychisch: Auch jetzt keine Abbauzeichen. Die geringen mnestischen Störungen gehen nicht über das Altersmaß hinaus. Keine umschriebenen Ausfälle. Der bleibende Eindruck ist der einer geringen Vitalität.

3. klinische Untersuchung 1¾ Jahre nach dem Unfall (26. 7. 1954). *Klagen:* Ganz im Vordergrund die innere Mattigkeit, Unfrische, die sich in der Leistungsfähigkeit ausprägt. „Der Unfall hat mein Greisenleben verdorben". Keine Zunahme von Kopfschmerz und Schwindel, eher leichter Rückgang. *Befund:* Es sind die gleichen Befunde wie früher zu erheben. RR: 170/100. Internistisch: Kein organisches Leiden, das den allgemeinen Zustand erklären kann. Psychisch: Kein Progreß in der an sich geringen Merkschwäche, kein Persönlichkeitsabbau.

III/Nr. 15 N. Wilhelm B., geb. 28. 8. 1887, aus Sch., Schausteller und Artist. Am 7. 4. 1953 *(66 Jahre)* wird er bei der Montage der Lichtleitung für sein Zelt von einem Auto umgefahren und ein Stück mitgeschleift. Bewußtlosigkeit für 10—15 min, anschließend 2 Tage benommen mit folgender Amnesie. Kein Erbrechen. Neurologisch: o. B. Verdacht auf Basisfraktur. Diagnose: Mittelschwere Hirnerschütterung. Wegen guter Beschwerderückbildung Klinikentlassung schon nach 17 Tagen.

1. klinische Untersuchung 9 Monate nach dem Unfall (5. 1. 1954). *Klagen:* Kopfschmerz über dem re. Scheitelbein, Bückschwindel. Bisher nicht gearbeitet, da die Arbeit zu schwer und unruhig. Seit dem Unfall „kein voller Mensch mehr“. „Vorher war noch Leben in mir, jetzt fühle ich mich plötzlich alt“. Das seien nicht nur die Beschwerden; es müsse „an der Lebensuhr einen Knacks“ gegeben haben. Denken, Gedächtnis seien nach wie vor in Ordnung, aber es fehle „innerlich am Geist“. Vor dem Unfall noch alle Märkte besucht. „Da war noch Schwung in der Arbeit“. *Befund:* Körperlich leicht reduzierter Zustand. Man schätzt B. auf 70 Jahre. RR: 135/70. Internistisch: Leichte, altersentsprechende Gefäßsklerose. Neurologisch: Schwache Eigenreflexe, sonst o. B. Psychisch: Kein Abbau. Auffassung, Aufmerksamkeit, Merkfähigkeit für das Alter gut erhalten. Gute durchschnittliche Intelligenz. Tempo etwas langsam, vorzeitige Ermüdung bei der experimentellen Prüfung mit quantitativem Abfall der gebotenen Leistung. Spannkraft vermindert. In affektiver Hinsicht etwas gleichförmig.

2. klinische Untersuchung 1½ Jahre nach dem Unfall (20. 10. 1954). *Klagen:* Nur wenig geändert, wenn auch nicht schlimmer geworden. Sein ganzes Temperament habe irgendwie Schaden gelitten. Das sei schlecht beschreibbar, vielleicht am ehesten mit „kleinerem Lebensfeuer“. Galt in seinen Kreisen bis zuletzt als Spaßvogel, als Animierer. Da sei jeder Sinn dafür weg, obwohl er gern wieder mittun möchte. *Befund:* Keine abweichenden Befunde. Psychisch: Wirkt noch immer als gut erhaltene Persönlichkeit ohne Nachlassen der Intelligenz. Konzentration nicht mehr straff.

3. klinische Untersuchung 2 Jahre nach dem Unfall (10. 3. 1955). *Klagen:* Er könne nur dasselbe berichten wie früher. Jeder, der ihn gekannt habe, stelle die Veränderung bei ihm fest. Am Denken und an den Schmerzen liege es nicht. *Befund:* Erneute internistische Untersuchung ergibt keinen Hinweis auf organische Leiden. RR: 140/80. Neurologisch und psychisch: Keine Befundänderungen. Man hat nie den Eindruck einer Fehlverarbeitung des Unfallereignisses oder einer Überwertung von Unfallfolgen.

4. klinische Untersuchung 2½ Jahre nach dem Unfall (28. 9. 1955): Bei unverändertem Beschwerdebild werden die gleichen Befunde erhoben.

Es ließen sich weitere Beispiele dieser Verlaufsart vorbringen. Wir haben diese zahlenmäßig nicht kleine Gruppe erst spät aufgestellt, weil sie für Kommotionsfolgen Ungewöhnliches bot. Man erfaßt das Besondere auch erst, wenn man viele Traumatiker im vorgerückten Alter aufmerksam beobachtet und verfolgt hat. Eine verläßliche klinische Deutung ist außerordentlich schwierig; denn außer den schon erwähnten Möglichkeiten ist auch noch die im höheren Alter abnehmende Umstellungsfähigkeit nach einschneidenden Ereignissen und Erlebnissen in Betracht zu ziehen. Die jeweilige Entscheidung wird dann gewöhnlich vom Alter des Verletzten und dem Wahrscheinlichkeitsgrad der einen oder anderen Möglichkeit abhängig gemacht. Beweiskräftig vertreten läßt sich meist keine der Meinungen. Wenn wir den substratgebundenen Alternsaspekt an solche Fälle herantragen, so liegt die Berechtigung hierzu letztlich in den klinischen Beobachtungen selbst: in der Eigenart des Beschwerdebildes dieser zahlenmäßig begrenzten Gruppe, im Betroffensein vorwiegend von Verletzten gerade der unteren unserer Altersgruppen (6., 7. Jahrzehnt — Umstellungsfähigkeit!), in der fehlenden Grundlage für die Annahme von Kontusionen oder Auswirkungen von pathologischen Prozessen.

Ein Gemeinsames hatten diese Verletzten. Soweit unsere Erhebungen zeigten, waren sie prätraumatisch gesund und in ihrer Leistungsfähigkeit nicht eingeschränkt. Sie wirkten aber schon bei den ersten Untersuchungen etwas vorgealtert. Wir haben keinen Zweifel, daß dieser Aspekt schon prätraumatisch bestand; denn so schwer war das vorangegangene Krankenlager nicht, um diese Erscheinung zu erklären. Einige Fälle sahen wir zudem bereits poliklinisch 2—3 Wochen nach dem Trauma. Nun muß eine gewisse Voralterung noch nichts Pathologisches bedeuten; tatsächlich hat sich bei keinem der Verletzten ein psychischer Abbau, sei es primär durch Atrophie, sei es sekundär über eine Gefäßsklerose feststellen lassen.

Bei solchen Merkmalen kann es sich erfahrungsgemäß um konstitutionelle Eigentümlichkeiten handeln. Der Begriff der Alterung ist ohnehin mit einem starken individuellen Akzent versehen. Nicht selten verrät uns aber dieses an sich äußerliche Symptom etwas über die Stabilität der vegetativ gesteuerten Vitalität. Es schien uns jedenfalls bemerkenswert, daß diejenigen, die posttraumatisch einen begrenzten „Alterungsschub" erlebten, Zeichen der Voralterung boten. Der „Alterungsschub", so wie ihn die Betroffenen schilderten, kommt in seinem Kern einer plötzlichen Vitalitätssenkung gleich. Es erfolgt kein Abbau der Persönlichkeit oder der Intelligenz. Der erlebnismäßig auf einige Jahre begrenzte Schub äußert sich vielmehr in einer Schwäche psychisch-somatischer Prägung. Als rein somatische Schwäche wird er nicht empfunden, das zeigen schon die plastischen Umschreibungen wie „Schlag gegen das Leben", „innen so lahm und ohne Geist", „plötzlich um 5—6 Jahre älter". Nur wird diese Schwäche in einem Falle mehr im Körperlichen, im anderen Falle mehr im Psychischen erlebt, wozu dann Angaben über Verlust von „Temperament", von „Stoßkraft", von „Lebensfeuer" gehören. Verwendet man einen in der Psychiatrie geläufigen Begriff, so läßt sich von einer Niveausenkung des Biotonus sprechen, von dem auch solche psychische Grundqualitäten abhängen.

Eine Abgrenzung gegen die üblichen posttraumatischen Beschwerden war fast immer möglich und wurde auch von den Verletzten registriert. Sie konnten über das Nachlassen der einen und das Andauern der anderen Beschwerdeart teilweise recht genaue Angaben machen. Eine Progredienz haben wir nie feststellen können. Erstaunlich bleibt die Dauer und die geringe Rückbildungsneigung. Über die Beobachtungszeit hin setzte, wenn man den Schilderungen der Betroffenen folgt, noch keine Minderung ein. Man gerät zweifellos in Schwierigkeiten mit den geltenden Regeln über Dauer und Reversibilität postkommotioneller Zustandsbilder. Auch wenn man die besonderen Bedingungen des vorgerückten Alters, weiterhin die Symptome einer Voralterung unterstreicht, wird man klinisch kaum über Erwägungen und Hypothesen hinauskommen. Es ist der Vorstellung Raum zu geben, daß unter den gegebenen Voraussetzungen selbst eine Commotio cerebri zu sonst ungewöhnlichen Folgen führen könnte. Die Entscheidung, ob wir uns hier noch im rein physiologischen, alterseigentümlichen oder doch schon irgendwie im pathologischen Bereich befinden, läßt sich bei der prinzipiellen Bedeutung der Frage auf klinischem Wege nicht herbeiführen.

5. *Verläufe, bei denen das typische Beschwerdebild mit oder ohne kürzerem Intervall zu einem allmählichen, progredienten Alterungsprozeß überleitet*

Die Verläufe der zu dieser umfangreichen Gruppe gehörenden Fälle bieten eine ganz andere Beschaffenheit. Es kommt nach dem Trauma, anders als in Gruppe 4, zu einem mehr oder weniger zügigen, verschieden intensiven und progredienten Alternsprozeß, der meist schon in das eigentliche posttraumatische Beschwerdebild hineinwirkt. Bei dieser Verlaufsart sind immer pathologische Einschläge unterstellt worden, was sich an unserem Material nur erneut bestätigt. In den allermeisten Fällen liegt eine cerebrale Mangeldurchblutung bei Gefäßsklerose vor. Keine Altersklasse ist hiervon ausgenommen, obgleich altersabhängige Verlaufsverschiedenheiten —vermutlich infolge verschieden langer Prozeßdauer bis zum Augenblick des Schädel-Hirntraumas — vorzuliegen scheinen.

Die praktische Aufgabe bei solchem Zusammentreffen von Trauma und Prozeß besteht in der gegenseitigen Abgrenzung, wofür schon Reichardt Regeln aufstellte. Gerade diese Aufgabe kann im Einzelfall recht schwierig und manchmal kaum ohne eine gewisse Willkür gelöst werden. Die Übersichtlichkeit derartiger Fälle hängt ganz davon ab, mit welcher Qualität und welchem Tempo der Prozeß in Erscheinung tritt, ob bereits prätraumatisch entsprechende Symptome erkennbar waren, oder in welchem Intervall vom Trauma Zeichen des Gefäßprozesses einsetzen. Je mehr Fälle dieser Art man sieht, um so vielfältiger scheinen die Möglichkeiten des Zusammenwirkens, das vom unbeeinflußten, sog. schicksalhaften Prozeßablauf über die Acceleration des schon in Gang befindlichen Prozesses bis zu seiner klinischen Erstmanifestation reicht. Hier zeigt nahezu jeder Fall seine Nuancen.

Es kann nicht Aufgabe dieser wesentlich um das normale Alterstrauma bemühten Arbeit sein, den Bedingungen dieser verschiedenen pathologischen Verläufe nachzugehen. Sie können uns nur insoweit von Interesse sein, als sie die Grenzen des Physiologischen abstecken helfen. Wichtig scheint, daß das Kommotionssyndrom wie die Frühsymptomatik nur in relativ wenigen und dann gewöhnlich schon stark pathologischen Fällen Hinweise auf den pathologischen Faktor geben. Meist unterscheiden sie sich in nichts von denen bei Fällen mit anschließendem physiologischem Verlauf. Dieser Umstand muß eine Abgrenzung recht erschweren, weil dann nur der spätere Verlauf die Annahme pathologischer Einschläge nahelegt und das Zusammenwirken in der einen oder anderen Form vertreten läßt. In diesem Verhalten bekundet sich im Grunde nur wieder die prinzipielle Unabhängigkeit des Commotio-Syndroms von Gefäßreaktionen; denn vom pathologisch veränderten Gefäßsystem her müßten sich sonst ungleich häufiger pathologische Syndromgestaltungen zeigen. Das eben ist nicht der Fall. Es läßt sich sogar erwägen, ob die relativ seltenen pathologischen Syndromgestaltungen bei Gefäßprozessen unbedingt und allein auf vasale Frühreaktionen zurückgehen müssen oder nicht auch abartige Reaktionen des vasal vorgeschädigten Parenchyms sein oder zumindest enthalten können. Eine Gefäßreaktion — die sich immer nur über das Parenchym äußern kann — wird stets dann anzunehmen sein, wenn sich ein Intervall zwischen primärer Bewußtseinsstörung und pathologischer Reaktion einschiebt.

Wir meinen zwar, daß unter (alters)physiologischen Verhältnissen der Zeitraum von 2 Jahren als Höchstgrenze für wertbare postkommotionelle Beschwerden im vorgerückten Alter nicht zu starr gehandhabt werden sollte. Es sind uns verläßliche Fälle begegnet, die den erforderlichen Grad der Anpassung erst im Laufe des 3. Jahres zeigten. Bei solchen Verläufen wird nach unseren Erfahrungen unter Verkennung oder besser Nichtbeachtung der veränderten anatomischen und physiologischen Verhältnisse zu früh ein pathologischer Einschlag, eine beginnende Cerebralsklerose angenommen. Es ergaben sich jedoch nie ernstliche Schwierigkeiten bei dem Versuch, eine Progredienz meist noch atypisch werdender Beschwerden, eine wirkliche Nivellierung, einen Abbau der Persönlichkeit auf pathologische Verhältnisse zurückzuführen. Das gilt auch für die ziemlich häufigen Fälle, bei denen die Prozeßsymptome fast unmerklich aus dem zunächst sehr ähnlich beschaffenen posttraumatischen Zustand herauswuchsen. Bei manchem Fall, bei dem die Zeichen der Nivellierung sehr gering blieben, und das an sich unspezifische Beschwerdebild andauerte, mußte die Entscheidung nach dem erfahrungsbegründeten Zeitmaß gefällt werden. Es blieb vom Klinischen her gar keine andere Wahl, wollte man den Commotio-Begriff nicht ungebührlich überdehnen und damit entwerten. Es kommt hinzu, daß die sklerosierenden Gefäßprozesse nach Entstehung und Verlauf viele Unklarheiten bergen, außerdem in ihren klinischen Äußerungsweisen sehr variabel sein können.

6. Verläufe mit dem Trauma dicht angeschlossenen akuten oder perakuten neurologischen Komplikationen

In dieser Gruppe sind Fälle zusammengefaßt, bei denen in zeitlich engem Zusammenhang mit dem vorausgegangenen gedeckten Schädel-Hirntrauma vorübergehende neurologische Ausfälle auftraten. Sie waren nicht kontusionell bedingt — woran verschiedentlich gedacht wurde —, konnten aber auch mit rein altersabhängigen Zuständen nichts zu tun haben. In allen diesen Fällen lagen pathologische Ausgangsbedingungen vor (Hypertonie, Arteriosklerose), die prätraumatisch schon Beschwerden gemacht, wenn auch nicht zu ernsteren Ausfällen und Episoden geführt hatten. Diese Komplikationen könnte man am ehesten als pathologische Gefäßreaktionen auffassen. Was sie interessant macht, ist ihr Auftreten in der frühen postkommotionellen Phase und ihre relativ gute Rückbildungsfähigkeit.

I/Nr. 133 N. Emma H., geb. 25. 12. 1897, aus G., Hausfrau. Am 6. 3. 1953 *(56 Jahre)* wird H. auf der Straße umgefahren, ist etwa 5—10 min bewußtlos, verspürt Brechreiz. Keine retrograde Amnesie. Die anfänglichen Beschwerden sind ziemlich heftig, gehen aber in Bettruhe gut zurück. Neurologisch: o. B. RR: 180/100 mm Hg. Der Hypertonus machte bereits längere Zeit Beschwerden. Psychisch: Nach dem Aspekt keine Voralterung. Im ganzen altersentsprechend. Am 10. Tage nach dem Trauma — Frau H. stand bereits stundenweise auf — kommt es ohne Bewußtseinsstörung zu einer linksseitigen zentralen Parese, die sich innerhalb von 4 Wochen nahezu völlig zurückbildet. Keine psychischen Begleiterscheinungen.

Klinische Untersuchung 1 Jahr nach dem Unfall (25. 2. 1954). *Klagen:* Erhebliche Hypertoniebeschwerden, hinter denen kein posttraumatischer Zustand mehr durchblickt. Schwindel, Kopfdruck, Schlafstörung stehen ganz im Vordergrund. *Befund:* Neurologisch leichte Reflexlebhaftigkeit links, sonst o. B. Keine Parese mehr. Psychisch: Kein Abbau in den zurückliegenden Monaten.

Wir verfügen noch über 3 ähnlich gelagerte Fälle, die deshalb nicht zur Darstellung kommen müssen. Besonders eigenartig erwies sich der nachfolgende Fall, den wir etwas genauer ausführen.

II/Nr. 5 N. Ferdinand Tr., geb. 10. 3. 1889, aus A., selbständiger Stukkateur (s. S. 25). Nach dem am 23. 10. 1951 *(62 Jahre)* erfolgten Schädelhirntrauma mit Bewußtlosigkeit von 10 min kommt es zu einer heftigen pathologischen Reaktion mit anhaltendem Verwirrtheitszustand. Neurologisch o. B. Die posttraumatischen Beschwerden sind dann recht gering, so daß Tr. zur üblichen Zeit nach 3 Wochen mit Schonung entlassen werden kann. Möchte bald wieder arbeiten. In den anschließenden Wochen geht eine eigenartige psychische Veränderung mit Tr. unter gleichzeitigem Ansteigen von Kopfschmerzen und Schwindel vor sich. Er wird einsilbig, verliert auffällig an Leistungskraft und Initiative, zeigt Merkstörungen, allgemeine Einengung, Gleichgültigkeit, verliert die Übersicht über seinen Betrieb. Es bildet sich ein allgemeines Parkinsonsyndrom aus, das ihn am 18. 12. 1951 in die Klinik führt, wo er bis zum 7. 1. 1952 bleibt. Heftige Klagen über Kopfschmerzen und Schwindel. Diagnose: Typisch arteriosklerotisch bedingter Parkinsonismus (Carotisverkalkung) mit entsprechenden neurologischen und psychischen Symptomen. Die Behandlung schlägt kaum an. Von Sommer 1952 ab bessert sich der Zustand, um im Herbst ohne besondere Therapie weitgehend zurückzutreten.

1. klinische Nachuntersuchung 16 Monate nach dem Unfall (10. 2. 1953). *Klagen:* Gelegentlicher Kopfschmerz und erträglicher Bückschwindel. Geistig sei er praktisch wie vor dem Unfall, leite auch sein Geschäft wieder. Tr. schildert recht eindringlich die psychische Verarmung und Einengung während der knapp 9 Monate dauernden Erkrankung. Hält nur Diät ein, nimmt einige homöopathische Mittel. *Befund:* 64jähriger Mann, der keineswegs vorgealtert aussieht. Guter körperlicher Allgemeinzustand. Neurologisch: An den Fingern, links etwas mehr als rechts, mittelschlägiger Tremor. Sonst keine Parkinsonsymptome. Mimik lebendig, Mitbewegungen vorhanden, Gang normalschrittig, keine Pro-, keine Retropulsion, keine Tonusstörungen. Psychisch: Ausgesprochen rüstig, erzählt lebendig aus der zurückliegenden Zeit. Stimmung ausgeglichen. Keine emotionale Labilität. Gedächtnis- oder Merkstörungen eher noch geringer, als dem altersüblichen Maß entsprechen könnte. Keine vorzeitige Ermüdung oder Konzentrationsschwäche. Tr. wirkt für das Alter spannkräftig. (Das Krankenblatt aus der früheren Klinikzeit liegt vor; Tr. ist besonders in psychischer Hinsicht kaum wiederzuerkennen. Die wesentlichen Parkinsonsymptome waren damals Hypomimie, Rigor, Zahnradphänomen, Antagonistentremor der Unterarme.)

2. klinische Nachuntersuchung 2 Jahre nach dem Unfall (25.—28. 11. 1953). *Klagen:* Keine neuen und stärkeren Beschwerden in der Zwischenzeit. Kopfschmerz und Schwindel keineswegs aufdringlich. Störungen wie im Spätherbst 1951 bis zum Sommer 1952 habe er nicht wieder vermerkt. Geistig fühle er sich recht frisch und interessiert. Freue sich seines Zustandes. *Befund:* Praktisch gleichlautend mit dem vor 9 Monaten erhobenen. Keine verstärkten Parkinsonsymptome. RR: 145/95. Fundusgefäße: Mäßig sklerotisch. Psychisch: Keine Zeichen eines Abbaus feststellbar. Durchaus altersentsprechender Zustand.

Wir hätten Bedenken, diesen Fall wiederzugeben, wenn nicht verläßliche klinische Unterlagen, in den Zwischenzeiten ärztliche und fachärztliche Berichte bestünden, Tr. außerdem noch 2mal psychiatrisch-neurologisch mit genügendem zeitlichem Abstand untersucht worden wäre. Man wird bei aller vorsichtigen Einstellung gegenüber Ereignissen im posttraumatischen Stadium kaum umhinkommen, diese auffälligen Episoden in mehr als einen nur zeitlichen Zusammenhang mit dem frühen postkommotionellen Zustand zu setzen. Es handelt sich um gefäßkranke, in ihrem cerebralen Kreislauf nicht mehr intakte Personen. Unter der Belastung (2mal sind es die Aufstehversuche nach längerer Bettruhe) in der vasomotorisch gestörten posttraumatischen Phase muß es zu geweblichen Ernährungsstörungen gekommen sein, die zu den wiedergegebenen Ausfällen führten. Das Gefäßsystem bzw. der cerebrale Kreislauf konnte unter der 2fachen Störung offensichtlich den an ihn gestellten Anforderungen nicht mehr nachkommen. Die Rückbildung zeigt dabei, daß die Durchblutungsstörung wohl kaum zu nennenswerten geweblichen Dauerschäden geführt haben kann. Reiht man den Fall Tr. hier mit ein, wogegen prinzipiell kaum etwas spricht, so bleibt er doch in seinem Ablauf recht erstaunlich. Man kann es sich kaum anders vorstellen, als daß in bestimmten Teilen des Hirnstammes ein mindest labiles Durchblutungsverhältnis ohne klinische Manifestation bereits prätraumatisch bestand. Begrifflich bleibt zu allen diesen Fällen noch zu sagen, daß die auch sonst kaum mehr angeführte „Bollingersche Apoplexie“ schon wegen der pathologisch veränderten Gefäß-Kreislaufverhältnisse nicht herangezogen werden kann.

7. *Verläufe mit akutem und schwerem Zusammenbruch der körperlichen und psychischen Funktionen*

Die Fälle der Gruppe 7 sind durch sehr ungewöhnliche posttraumatische Zustandsbilder und offenbar durch die Beschränkung auf die hohen Altersklassen ausgezeichnet. Die Zustandsbilder stellen in den ausgeprägten Fällen akute posttraumatische Zusammenbrüche der körperlichen und psychischen Funktionen dar.

Man möchte zunächst erwarten, daß die Betroffenen schon prätraumatisch sehr hinfällige, psychisch abgebaute Greise sein müßten, deren labile Funktionen auch durch ein relativ leichtes Trauma zum plötzlichen Erliegen kommen könnten. Das trifft keineswegs zu. Die 2 anzuführenden, besonders prägnanten Fälle übten trotz des hohen Alters ihren Handwerksberuf voll aus (Maurer, Stukkateur).

III/Nr. 40 N. Andreas P., geb. 19. 4. 1885, aus B., Stukkateur. Außer rheumatischen Erkrankungen keine ernstlichen Leiden durchgemacht. Blutdruck ist seit Jahren erhöht, bedarf aber wegen geringfügiger Beschwerden keiner ärztlichen Betreuung. P. arbeitete nachweislich bis zum Unfalltage am Neubau, auch auf Gerüsten. Am 20. 7. 1953 *(68 Jahre)* fuhr P. mit dem Fahrrad nach Arbeitsende eine abschüssige, frisch mit Sand bestreute Straße herunter, wobei der Rücktritt versagte. Mit hoher Geschwindigkeit überquerte er noch die rechtwinklig einmündende Straße und flog dann kopfüber auf den mit Büschen versetzten Straßendamm. P. war sofort bewußtlos, kam nach etwa 10 min zu sich, wurde zunächst nach Hause, von dort zur Versorgung der Weichteilwunden auf der li. Kopfseite in die Klinik gebracht. Im Laufe des Abends noch Erbrechen. Eine leichte Benommenheit zog sich bis zum Schlaf hin. Am nächsten Tage noch „verhangen", starke Beschwerden. Neurologisch: Minimale, unsystematische Reflexdifferenzen an den Beinen, sonst o. B. RR: 220/125. Röntgen: Keine Schädelfraktur. Liquor: o. B. Psychisch: ziemlich teilnahmslos. Praktisch keine retrograde Amnesie (Erinnerung an Sturz, nicht an Aufprall). Nach 2 Tagen bewußtseinsklar, Kopfschmerz und Schwindel werden ständig geklagt. Im Verlaufe von 3 Wochen zeigt sich eine zunehmende Gleichgültigkeit und leicht gehobene Stimmungslage, die den Zustand nicht ernst nehmen läßt. Das Aussehen ändert sich: Das Gesicht wird rot, leicht gedunsen. Die Konjunktiven sind injiziert. Affektlabilität und Merkschwäche werden deutlich. P. macht einen immer stärker alterierten, abgebauten Eindruck. Völlig interesselos, fragt kaum, liest nicht. Deutliche Gangstörungen ohne Richtungsabweichen. Breitbeiniger, schiebender Gang. Auffallend schlaffe Körperhaltung. Nach 2 Monaten trotz einschlägiger Gefäßtherapie keine Änderung. P. wurde 6 Monate später poliklinisch untersucht. Er bot das Bild eines alten abgebauten Mannes mit Zeichen der Demenz. Deutliche gefäßabhängige Störungen, wie Bewegungsschwindel, Gleichgewichtsstörungen, unverändert rotes, etwas gedunsenes Gesicht. Ein Jahr später unverändert.

IV/Nr. 32 N. Adam Sch., geb. 15. 9. 1881, aus M., Maurer. In der Vorgeschichte keine ernstlichen Erkrankungen. Bis zuletzt körperlich und geistig rüstig. Führte noch alle Verputzarbeiten auf dem Gerüst durch. (Objektive Auskünfte durch Behörden.) Am 22. 9. 1955 *(74 Jahre)* fuhr Sch. mit dem Fahrrad in den benachbarten Ort zur Baustelle. Infolge Nebelbildung Verkehrsunfall durch Zusammenstoß mit Motorradfahrer. Sch. stürzt, ist sofort nur für 1—2 min voll bewußtlos, dann benommen. Im Krankenhaus Wundversorgung (re. Schläfengegend, Gesicht). Sch. zeigt über 11 Tage hin unruhige Benommenheit mit nächtlichen Verwirrtheitsepisoden, ist dann noch für einige Tage schlecht orientiert in zeitlicher und räumlicher Hinsicht. Neurologisch: Kein pathologischer Befund außer aufgehobenen ASR. Röntgen: Keine Schädelfraktur. Entlassung aus dem Krankenhaus am 12. 11. 1955. Diagnose: Commotio cerebri.

1. klinische Untersuchung 7 Monate nach dem Unfall (20. 4. 1956). Zwischenanamnese: Am 26. 3. 1956 noch voll arbeitsunfähig; Wiederherstellung nicht zu erwarten. Nach nervenärztlicher Voruntersuchung wird Zustand bei Cerebralsklerose erwogen. Kein Anhalt für Kontusion. Eingehende internistische Untersuchung ergibt nahezu altersentsprechende Gefäß- und Kreislaufbefunde. Stärkere Sklerosierung der Hirngefäße wird geradezu als unwahrscheinlich bezeichnet. *Klagen:* Bis zum Unfall körperlich und geistig noch regsam. Schon bei der Entlassung aus dem Krankenhaus habe er gespürt, daß er ein Greis geworden sei. Das sei mit einemmal dagewesen. Ständig Druck im Schädel, sehr vergeßlich, keine Initiative mehr, überempfindlich geworden. Stärkere Gleichgewichtsstörungen. Könne Fahrrad nicht mehr besteigen. Müsse von Tochter über die Straße geführt werden. Sitze den ganzen Tag zuhause herum, möchte dabei so gern arbeiten. Könne seinen Zustand nicht fassen. *Befund:* Greisenhafter, müder Gesichtsausdruck. Körperlich groß und stattlich. RR: 160/85 mm Hg. Neurologisch bis auf die aufgehobenen ASR o. B. Kein Tremor, keine extrapyramidalen Symptome. Nur der Gang war etwas unsicher, breitbeinig. EEG: o. B. Psychisch: Sch. wirkt allgemein abgebaut. Bei näherer Prüfung deutliche Verlangsamung, Umständlichkeit, zu Wiederholungen neigend. Im längeren Gespräch fallen ihm fast die Augen zu. Immer höflich, dabei schlicht, solide wirkend. Erhebliche Merkschwäche. Auffallend aspontanes Verhalten. (Berichte seitens der Arbeitgeber, des Hausarztes, des Bürgermeisters bestätigen den plötzlichen posttraumatischen Abfall des Sch.).

2. klinische Untersuchung 1½ Jahre nach dem Unfall (4. 3. 1957). *Klagen:* Geringes Nachlassen des Schwindels. Kopfschmerzen unverändert. Im ganzen aber schlechter. (Die Tochter begleitete Sch. in die Klinik, da man ihn nicht mehr allein fahren lassen könne). Er sei nur noch ein Wrack, falle seiner Umgebung zur Last. Körperlich sei er elend und geistig wie tot. *Befund:* Körperlich-neurologisch keine Befundänderung. Psychisch: Die Mattigkeit ist noch stärker geworden. Bei der Befragung scheint Sch. manchmal gar nicht bei der Sache zu sein. Depressive Verstimmung, hoffnungslos. Auffassung noch relativ gut, aber sehr verlangsamt, dazu unaufmerksam, unkonzentriert, merkschwach. Die Tochter berichtet noch: Der Vater habe sich schrecklich verändert. Jetzt sei er auch so reizbar, empfindlich, unleidlich geworden. Das ganze Familienleben leide. Er komme über die Untätigkeit nicht weg.

Es sind dies die am stärksten profilierten Fälle der nach unserem Material nur in den hohen Altersklassen angetroffenen Verlaufsart. Ein Vergleich mit Gruppe 4 bleibt nur auf die Ablaufsform, die Plötzlichkeit der eintretenden Änderung beschränkt. Ihr Ausgang dagegen wirkt wie eine pathologische Verzerrung dessen, was uns bei Verlaufsart 4 begegnete. Hier handelt es sich nicht mehr nur um eine Niveausenke des Biotonus, sondern um einen Abbruch der Gesamtpersönlichkeit bis zur Demenz hin. Die Frage nach pathologischen Vorbedingungen ist bei P. relativ leicht zu beantworten. Es bestand bei ihm seit Jahren ein Hochdruck, der allerdings die recht schwere berufliche Tätigkeit nicht behinderte. Bei Sch. hat sich nach internistischer klinischer Untersuchung keine pathologische Gefäßsklerose ergeben. Angesichts des posttraumatischen Bildes drängt sich einem jedoch die Annahme zu derartiger pathologischer Mitwirkung auf. Allerdings zeigen die Endzustände noch Unterschiede. P. empfindet die Schwere seines Zustandes nicht, wozu ihm die euphorische Verstimmung noch verhilft. Sch. leidet bis zuletzt unter den Zeichen der plötzlichen Vergreisung. Der Abbruch bei P. ist tiefer als bei Sch., der noch Reaktionen auf den Zustand zeigt. In beiden Fällen bestanden pathologische Frühreaktionen, bei Sch. länger anhaltend und stärker als bei P. Wenn wir auch im hohen Alter eine Neigung zu protrahierten Benommenheitszuständen vermerken konnten, so scheint gerade bei Sch. der physiologische Bereich der Reaktion verlassen. Auch dies spricht für den pathologischen Faktor, ohne den man sich derartige Zustandsbilder eigentlich gar nicht vorstellen kann. In 3 ähnlich gelagerten, nur schwächer ausgebildeten Fällen fanden sich ebenfalls Hinweise auf pathologische Gefäßverhältnisse. Einer der Patienten war 10 Jahre zuvor wegen Herzmuskelschwäche und Gefäßsklerose invalidisiert worden. In den anderen Fällen lagen die Verhältnisse nicht so übersichtlich.

Eine andere Frage ist, ob man trotzdem dem Altershirn jede Bedeutung absprechen kann. Die von beiden noch betätigte berufliche, keineswegs leichte Arbeit, die täglichen Radfahrten zur Arbeitsstelle lassen eigentlich nicht darauf schließen, daß der pathologische Prozeß die Funktionen besonders weit unterhöhlt und bis dicht vor den Zusammenbruch labil gemacht hatte. Wir sahen in niederen unserer Altersklassen prätraumatisch labilere Funktionen infolge eines pathologischen Prozesses, ohne daß es posttraumatisch zu derart grotesken akuten Abbrüchen gekommen wäre. Gerade an Hand unserer Fälle glauben wir uns berechtigt, auch die rein gewebliche Hirnalterung einmal in den Blickpunkt zu bringen. Vom Klinischen her bleibt auch hier nur das Aufwerfen einer Frage, ein vorsichtiges

Erwägen; denn das Bedingungsgesamt des Einzelfalles ist kaum je voll überblickbar, und die Eindrücke müssen sich an dem für diese Problematik nicht genügend Aufschluß gebenden Verhalten bilden.

8. *Verläufe mit letalem Ausgang*

Waren schon für die zuletzt beschriebenen Verläufe (5, 6, 7) pathologische Verhältnisse zu unterstellen, so ließ sich dies für die in zeitlich engem Zusammenhang mit dem Trauma stehenden tödlichen Ausgänge erst recht erwarten. Der Tod nach und infolge einer Commotio cerebri ist ein viel zu seltenes Ereignis, als daß die dafür relativ hohe Zahl von Todesfällen im bearbeiteten Material ohne pathologische Einwirkungen erklärt werden könnte. Einige dieser Fälle (4) wurden im Zusammenhang mit den pathologischen Frühreaktionen bereits angeführt (S. 25 bis 26). An diesen Hirnen fanden sich makroskopisch keine traumatischen Gewebsschäden oder Blutungen in die Häute, wohl aber Gefäßsklerose, Status lacunaris verschiedener Ausprägung und Pachymeningosis haemorrhagica interna. Es handelte sich dabei ausschließlich um Angehörige der hohen Altersklassen (70—92). Mit den vorgefundenen pathologischen Verhältnissen bestätigte sich eigentlich nur die Erwartung über die Zusammenhänge bei solchen tödlichen Verläufen. Das Ergebnis aus der Zusammenstellung aller Todesfälle vom 6. Jahrzehnt ab — es mußte hierfür wieder das chirurgische Material zugrundegelegt werden — fügte sich dem voll ein. In Abzug zu bringen waren natürlich die Fälle, die an anderen unfallabhängigen Komplikationen verstarben (meist Fettembolien nach gleichzeitigen Frakturen, Thrombosen, Spannungspneu). Es blieben dann insgesamt 8 Fälle übrig, bei denen der Zustand des Hirnes selbst mit dem tödlichen Verlauf in engeren Zusammenhang zu bringen war. Auch in den 4 bisher noch nicht erwähnten Fällen zeigte der makroskopische Hirnbefund pathologische Veränderungen im Sinne einer stärkeren Basissklerose, eines Status lacunaris, einmal einer frontal besonders ausgeprägten Atrophie bei diffusem Hydrocephalus internus. Unmittelbare traumatische Einwirkungen fehlten. Klinisch galt als Todesursache in 3 Fällen wiederum ein Kreislaufversagen, einmal eine Atemlähmung. Alle diese Verläufe sprachen für einen Zusammenbruch der lebenswichtigsten Funktionen, zumal der Tod meist innerhalb weniger Tage nach dem Trauma erfolgte. Das Alter dieser Verstorbenen betrug 75, 82, 86, 88 Jahre, so daß sämtliche 8 Todesfälle dieser Art den gleichen hohen Altersklassen angehörten. Das ist bei der in jenen Altersklassen an sich begrenzten Zahl von stumpfen Schädel-Hirntraumen dieses Grades ein erstaunlich hoher Anteil.

Aus jenen Verläufen kann man eben wegen der pathologischen Verhältnisse nicht auf die Reaktionsfähigkeit des „normalen" Altershirnes (Senium) schließen. Das, was uns aber immer wieder auffiel und Fragen auslöste, war der Umstand, daß der Grad der cerebralen Vorschädigung bei jenen, die innerhalb weniger Tage verstarben, und bei jenen, die nach wenigen Tagen mit geringen posttraumatischen Beschwerden nach Hause entlassen werden konnten, nicht so stark voneinander abzuweichen schien. Dieses „Entweder-Oder", das durch das Ansteigen sowohl der Zahl der tödlichen wie der blanden Verläufe geradezu noch herausgestellt wurde, schien uns auch durch Hergang und die vermutliche Schwere des Traumas nicht recht überbrückbar. Wir mußten uns fragen, ob in diesem krassen Gegenüberstehen der Endzustände am pathologisch markierten Material nicht eine Erscheinung hervortritt, in der vielleicht doch etwas von Reaktionseigentümlichkeiten seniler Hirne überhaupt enthalten sein könnte.

Die Aufstellung dieser Verlaufsformen ist ein Versuch, der Vielgestaltigkeit postkommotioneller Zustandsbilder im höheren Lebensalter mit einem Ordnungssystem zu begegnen. Dieses System hat die Doppelfunktion der klärenden Übersicht und gleichzeitig des Aufzeigens dieser sonst wenig beachteten Vielgestaltigkeit. Ob es gelungen ist, mit diesen 8 unserem Material entnommenen Formen den wichtigsten Verlaufseigentümlichkeiten gerecht zu werden, wird sich an umfangreicheren Erfahrungen erweisen lassen. Nachdem die Aufmerksamkeit diesem Thema erst einmal zugewendet ist, wird dies leichter möglich sein.

Der Fortschritt kann nun nicht in der Aufgliederung von Verlaufsformen und deren Aufspaltung in mehr physiologisch oder mehr pathologisch bedingte liegen. Die Aufgliederung wird erst sinnvoll mit einer Gegenüberstellung zu einem differenzierter betrachteten Alternsgang. Auf Grund der reinen klinischen Beobachtung schien tatsächlich ein Versuch möglich, die etwas uniforme, schematische Betrachtungsweise (Hirnerschütterung — vorgerücktes Alter — verzögerte Rückbildung) durch eine aufgelockerte, stärker am jeweiligen Alter orientierte zu ersetzen. Im Prinzip war damit ein Weg beschritten, wie er sich in der gesamten Alternsforschung abzeichnet: der Anpassung der Normbegriffe an die Vorgänge der Alterung. An sich ist der Gedanke sehr naheliegend, daß das Hirn eines 80jährigen auf eine Commotio cerebri vielleicht anders antworten könnte als das eines 50jährigen. Dieser Gedanke kommt jedoch nicht auf, solange der geltende Normbegriff den Blick für die Alternsvorgänge nicht freigibt und er als starres Maß für die Vielfalt der Erscheinungen gilt. Der morphologisch faßbare Alternsgang des betroffenen Organs, des Hirns, konnte einem solchen Versuch nur zur Stütze werden.

Bei einer Bewertung der einzelnen Verlaufsformen würde man die Verläufe zu 1—3 als physiologisch, die zu 5—8 als pathologisch und die zu 4 als vermutlich pathologisch ansehen. Wir möchten zunächst eine solche Aufteilung der Verlaufsformen zurückstellen und nur danach fragen, ob ihnen ein Häufigkeitsgipfel innerhalb der Alternsskala zukommt. Hierbei kann es sich nur um die große Entwicklungslinie der Verlaufsformen handeln; denn selbst bei einer altersgebundenen Häufung sind bei den auch für die Hirnalterung geltenden Regeln reichlich Überschneidungen und Ausnahmen zu erwarten.

Unsere Beobachtungen gehen nun dahin:

Die beschwerdearmen, kurzen Verläufe (*1*) bilden eine durch sämtliche Altersklassen zu verfolgende Gruppe, die mit 70, 75 Jahren, unbeschadet pathologischer Einschläge, häufiger und erscheinungsbildlich immer ärmer wird. Diese „abortiven“ Verläufe einer Commotio cerebri machen im hohen Alter eine recht ansehnliche Gruppe aus.

Die Verläufe mit dem üblichen, bis zur Jahresgrenze hin abklingenden Beschwerdekomplex (*2*) finden sich vorwiegend auf das 6. Jahrzehnt beschränkt, kommen aber noch in weit geringerer Zahl bis um die Mitte des 7. Jahrzehnts zur Beobachtung. Dann sind sie Ausnahmen. Auch in dieser Gruppe sind Verletzte mit prätraumatisch pathologischen Merkmalen anzutreffen.

Der als Regelform für Kommotionen im höheren Alter betrachtete Verlauf mit verzögerter Rückbildung (*3*) hat seinen Häufigkeitsgipfel gegen Ausgang des

6. Jahrzehnts und im ganzen 7. Jahrzehnt. Während der ersten Hälfte des 6. Jahrzehnts ist er weit weniger feststellbar. Im hohen Alter wird er nach unseren Beobachtungen immer seltener, um von anderen Verlaufsformen verdrängt zu werden. Unter den zu dieser Gruppe gehörenden Verletzten zählen viele mit einer sog. „Präsklerose", einer „beginnenden cerebralen Durchblutungsstörung". Wir haben auch Verletzte mit deutlichen Symptomen einer Cerebralsklerose, mit länger anstehenden Hypertonien oder Hypotonien gefunden.

Die eigenartige Verlaufsform mit einem hinsichtlich der Intensität immer begrenzten „Alterungsschub" (*4*) ist uns an unserem Material etwa von der Mitte des 6. bis gegen Ende des 7. Jahrzehnts begegnet. Im hohen Alter haben wir die recht eindrucksvollen Zustandsbilder in dieser Form nicht mehr angetroffen. Phänotypisch fiel an allen diesen Verletzten eine sicherlich prätraumatisch schon bestandene leichte Voralterung auf, ohne daß man von eigentlich pathologischer Ausprägung sprechen konnte.

Mit der Verlaufsgruppe *5* zeichnen sich unverkennbar pathologische Einschläge ab. Neben das lange Zeit bestehen bleibende Beschwerdebild tritt die mehr oder weniger deutlich von ihm abgehobene Progredienz mit dem Effekt eines Persönlichkeitsabbaus. In dieser meist schleichenden und in ihrer Art variablen Verkettung haben wir diesen Verlauf vorwiegend im 6., 7. und dann seltener bis etwa zur Mitte des 8. Jahrzehnts beobachten können.

Der folgende, ebenfalls auf pathologische Mitwirkung beruhende Verlauf mit vorübergehenden zentralen Episoden (*6*) ist zahlenmäßig nur gering vertreten. Es ist ihm, so weit wir sehen, keine eigene Verlaufslinie eigen. Als Verlaufsmöglichkeit auf pathologischer Basis ist er trotzdem herauszustellen.

Eine eigene und besonders altersbestimmte Gruppe bilden die Verläufe mit dem akuten somato-psychischen Zusammenbruch sogar bis zur Demenz hin (*7*). Diesen, nur vom Ende des 7. Jahrzehnts an bemerkten Verlauf haben ausschließlich Verletzte mit prätraumatisch verändertem cerebralen System gezeigt. Nach unseren Feststellungen ließen Verhalten wie berufliche Betätigung bis zum Unfall noch keineswegs immer auf schwere Prozesse mit weitgehender Funktionsunterhöhlung schließen.

Die tödlichen Ausgänge in zeitlich dichtem Anschluß an das Schädel-Hirntrauma (*8*) sind auf die höchsten Altersklassen beschränkt. Der jüngste Verletzte dieser Gruppe ist 74 Jahre alt. Der Gipfel dieser Verlaufsart liegt nach dem verfügbaren Material noch höher, im 9. Jahrzehnt. Die autoptischen Befunde haben in jedem einzelnen Fall die pathologischen Veränderungen aufgezeigt (Cerebralsklerose, Pachymeningosis haem. int.).

Die Verlaufsarten sind inhomogen, zum Teil unter physiologischen, zum Teil unter pathologischen Vorbedingungen geformt. Einem Versuch, die Entwicklungslinien dieser Verlaufsformen zu einer Kurve zu vereinen, steht also der eigene Einwand entgegen, daß beispielsweise verschiedene Verlaufsformen im hohen Alter (7, 8) nicht vom Hirn-, sondern vom Prozeßalter abhängen. Was uns nur immer einen leisen Zweifel an der Ausschließlichkeit des sehr berechtigten Einwandes beließ, waren einige klinische Beobachtungen.

Hierzu gehörte die Tatsache, daß genügend Verletzte mit prätraumatisch labilen oder gar gestörten Hirnfunktionen physiologische Verläufe zeigten. In all diesen Fällen blieb die Vorschädigung wirkungslos auf den Verlauf. Wichtiger noch schien uns die sichere Zunahme „abortiver" postkommotioneller Zustände im hohen Alter, wobei ebenfalls pathologische Vorbedingungen, z. T. in schwerer Form, nicht zu übersehen waren.

Hinsichtlich der prätraumatisch erkennbaren Prozeßintensität fällt es auch nicht schwer, vergleichbare Fälle mit Andreas P. (III/Nr. 40 N) oder Adam Sch. (IV/Nr. 32 N) herauszustellen, die nur keinen pathologischen, zum Zusammenbruch führenden, sondern einen abortiven Verlauf zeigen. Es liegt uns der absurde Gedanke völlig fern, Bedeutung und Wirksamkeit der Prozesse anzuzweifeln. Die während der langfristigen Beobachtungen getätigten Vergleiche von Fall zu Fall ließen den Gedanken nur stärker werden, daß auch selbst beim Vorliegen eines Prozesses dem Hirnalter ein gewisser Einfluß auf die Gestaltung der Zustandsbilder zukommen müsse. Hätte das Hirnalter seinen einzigen Einfluß auf die (verlängerte) Dauer des Beschwerdebildes, so ist nicht zu verstehen, wieso gerade die protrahierten Beschwerdebilder im hohen Alter zahlenmäßig ganz erheblich nachlassen. Ohne den unter pathologischen Verhältnissen entstandenen Verlaufsformen das Pathologische nehmen oder es einschränken zu wollen, schien uns der Einfluß des Hirnalters in der bisher geübten Weise unterschätzt. Wir hatten den bestimmten Eindruck, daß dieser Einfluß weiterreichen und besonders im hohen Alter an der Entwicklungsrichtung zum „Entweder-Oder" Anteil haben müsse.

Man kann vom Klinischen her geeignete Fälle zur Stütze der Meinung anführen; ein Beweis wird nicht zu liefern sein. Es mußte deshalb Aufgabe experimenteller Untersuchungen sein, etwas über eine geeignete Reaktionsfähigkeit alternden Hirngewebes in Erfahrung zu bringen.

III. Experimenteller Teil

a) Grundlagen für die experimentellen Untersuchungen

Um die vorliegenden klinischen Beobachtungen einer Deutung zuführen zu können, erwiesen sich weitere Untersuchungen notwendig, wobei der experimentelle Weg gerade bei diesem schwer zu übersehenden und noch kaum bearbeiteten Gebiet der sicherste schien. Die Aufgabe mußte darin bestehen, alterndes Hirngewebe hinsichtlich seiner Reaktionsfähigkeit zu untersuchen. Bei dem Überdenken der methodischen Seite zeichneten sich bald 2 Erfordernisse ab: Erstens mußte die zu untersuchende Reaktionsfähigkeit in einem sinnvollen Zusammenhang mit dem Thema stehen; zweitens nötigte die Beurteilung der Reaktionsfähigkeit von alterndem Gewebe zu einem Vergleich mit der von jüngerem Gewebe. Aus dieser letzten Bedingung leitete sich die weitere Forderung nach einem entsprechend umfangreichen Kontrollmaterial ab. Die Wahl einer geeigneten Methode bereitete lange Zeit erhebliche Schwierigkeiten.

Auf das Hirn wirkt bei der Commotio bekanntlich eine mechanische Kraft bestimmter Mindestgröße ein (J. Schneider; Denny-Brown u. Russel; Dow, Ulett u. Raaf), das Hirn antwortet mit einer reversiblen Funktionsstörung. Die früheren Überlegungen zum Aggregatzustand der Hirnmaterie, ob sie als „fest" (Kocher; Gennewein; Schwarzacher; Hellenthal), als „flüssig" (Dege; Sjövall; v. Bergmann; Grashey; Reichardt), als „fest-flüssig" (Doepfner; Hämälainen; Welte) zu gelten hätte, ergaben nur mögliche Schlüsse auf Ausbreitung und Ausbreitungsweg der Kraft im Hirn über die Gesetze der Mechanik bzw. der Hydrostatik und Hydrodynamik. Die Vorstellungen, die man sich über die reversible Commotio-Wirkung am Gewebe selbst machte, boten keinen geeigneten Rückhalt für einen experimentell beschreitbaren Weg. Die Begriffe des „akuten Hirndruckes“, der „Hirnpressung“ (KOCHER u. FERRARI; SALTIKOFF u. MASSLAND; HAUPTMANN; DEGE), der „Substanzkompression“ (SAUERBRUCH) waren überholt. Mit dem Begriff der „Mechano-Narkose“ (EBBECKE) ließ sich kein distinkter geweblicher Zustand verbinden. Die neuerliche Kennzeichnung durch MEYER u. DENNY-BROWN zeigte nur die elektrophysiologische Seite des neuronalen Vorganges. Aussichtsreicher schien ein Weg, den MARINESCO, später in abgewandelter Art HALLERVORDEN in ihren Vorstellungen gingen. Beide Autoren brachten den primären geweblichen Vorgang mit einer akuten, reversiblen Änderung im physiko-chemischen Verhalten der Zellkolloide in Zusammenhang. HALLERVORDEN ging dabei noch einen Schritt weiter und nahm dafür die biologisch ziemlich verbreitete Thixotropie, d. h. eine auf mechanischen Reiz hin akut sich einstellende kolloidale reversible Zustandsänderung in Anspruch. Dieser Anschauung nachzugehen, schien für unsere Fragestellung schon deshalb lohnend, weil kolloid-chemische Gesichtspunkte auch bei der Gewebsalterung so stark im Vordergrund stehen. Außer WELTE und ORTHNER griff in den zurückliegenden Jahren niemand den Gedanken an einen solchen physiko-chemischen Vorgang auf. So schien mit ihm zunächst nur die bisherige Vorstellungsskala um die Commotio-Wirkung bereichert. Tatsächlich war mit dem Begriff der Thixotropie mehr gewonnen. In letzter Zeit ließen sich am Hirngewebe auch Eigenschaften nachweisen, die solchen physiko-chemischen Reaktionen zuzurechnen sind (HALLERVORDEN u. QUADBECK). Wichtig scheint dabei gerade die Sonderstellung des Hirngewebes vor anderen Organen, insofern es die stärksten Effekte zeigte. Damit ist eine beachtliche Stütze für die Thixotropie-Hypothese HALLERVORDENS erbracht, obwohl nicht die Commotio-Wirkung selbst, sondern nur mit ihr in Zusammenhang zu bringende gewebliche Eigenschaften untersucht wurden.

Ein solcher methodischer Weg schien auch für die eigenen, etwas anders beschaffenen Fragestellungen recht geeignet. Man verzichtete damit allerdings auf eine Darstellung der Commotio-Wirkung selbst. Dieser Verzicht fiel aus mehreren Gründen nicht schwer. Einmal ergab sich der große Vorteil, neben tierischem auch menschliches Hirn als Untersuchungsobjekt nehmen zu können. Zum anderen waren im Commotio-Experiment an verschieden alten Tieren die größten Schwierigkeiten beim Erfassen evtl. bestehender quantitativer Unterschiede zu erwarten. Drittens ließen sich solche Versuche am Hirn über die ganze Alternsskala einschließlich der jüngsten Altersklassen ausdehnen. Es mußte uns in erster Linie auf verläßliche Werte alternsabhängiger physiko-chemischer Gewebsreaktionen ankommen, über die dann geeignete Beziehungen zu unseren klinischen Beobachtungen hin aufzustellen waren.

Zunächst war zu fragen, wieweit Untersuchungsergebnisse an einem Homogenat zu Schlüssen auf Eigenschaften des Gewebes selbst und auf Vorgänge am Gewebe berechtigen könnten. Eine solche Unterscheidung schärfer zu fassen, war zweifellos notwendig; denn das Homogenat entsteht durch einen recht groben Eingriff am geweblichen Verband. Eine Gleichsetzung von Gewebe und dem etwa als Gel-Lösung anzusprechenden Homogenat ist natürlich nicht möglich. Man weiß jedoch von der makromolekularen Chemie her, daß physiko-chemisches Verhalten, wie es sich in Viscositätsanomalien und thixotropen Reaktionen darstellt, von bestimmten, noch näher zu bezeichnenden Strukturen abhängt. Für das Homogenat wäre nur zu fordern, daß es die maßgeblichen Strukturen enthält, damit vergleichende Untersuchungen an Hirnen verschiedenen Alters möglich sind. Diese Forderung mag selbstverständlich klingen, jedoch mußten wir während der Untersuchungen bald die Erfahrung machen, wie sehr Bestand oder Nichtbestand solcher Strukturen vom Grad der geweblichen Zerreibung abhängt. Bei vorübergehender Benutzung eines anderen, das Gewebe stärker zerreibenden Homogenisators waren alle diese physiko-chemischen Reaktionen auch bei Verkürzung des Zeitfaktors nicht mehr zu erhalten. Es war damit ungewollt demonstriert, daß solche Strukturen tatsächlich von der Stärke der auf sie einwirkenden mechanischen Kraft abhängen können. Damit war zugleich als methodische Bedingung die Benutzung immer desselben Homogenisators bei allen Versuchen aufgestellt, sonst wären die uns besonders wichtigen Vergleiche unmöglich gewesen.

Über die theoretischen Grundlagen kolloider Systeme mit thixotropen Eigenschaften soll nur das Wichtigste gesagt sein, um die Versuche in einen allgemein verbindlichen Rahmen zu stellen. Nach der in der makromolekularen Chemie herrschenden Nomenklatur — wir beziehen uns besonders auf H. Staudinger — gehört das zu untersuchende Substrat zur Gruppe der hochpolymeren heteropolaren Molekülkolloide mit linearen Strukturen. Zu den Grunderscheinungen derartiger organischer lyophiler Linearkolloide gehören Anomalien der Viscosität, wie sich an den Abweichungen gegenüber dem Einsteinschen Gesetz[1] über die Zähigkeit niederkonzentrierter Emulsionen, gegenüber den Gesetzen der Hydrodynamik (Newton[2]; Hagen-Poiseuille[3]) zeigt (Freundlich; Ostwald; Hatschek; Lipatow; Haas). Alle diese höher viscösen Stoffe besitzen eine an die Größe, Gestalt und Anordnung der Moleküle gebundene „innere Elastizität“ (H. Freundlich), die gegenüber dem Wechsel äußerer Bedingungen inkonstante Größen zeigt. Es besteht kein konstanter Zähigkeits-(Viscositäts-)Koeffizient. Die verschiedenen Namen einer „Scherungselastizität“ (W. R. Hess), einer „Dehnungselastizität“ (Freundlich), einer „Fließelastizität“ (Szegvari) kennzeichnen nur die Abhängigkeit solcher Viscositätsanomalien von der inneren Struktur. Ostwald sprach deshalb von einer „Strukturviscosität“. Die im weiteren Sinne ebenfalls zu den elastischen Eigenschaften solcher kolloider Substanzen gehörende Thixotropie (Freundlich) wäre als eine isotherm unter mechanischer Einwirkung plötzlich erfolgende und reversible Viscositätsänderung zu verstehen. Spricht man von der Umwandlung vom gel- in den solartigen Zustand und der spontanen Rückbildung, so ist dies nur ein anderer kolloid-chemischer Begriff für dieses besondere, auch plasmatischen Substanzen (Péterfi) eigene Verhalten. Die makromolekulare Chemie hat den Einblick in die submikroskopische Organisation der als „Mischstoff“ aufgefaßten plasmatischen Substanzen soweit vertieft (Staudinger), daß darüber hinaus brauchbare Vorstellungen über die plasmatischen Strukturen und einige ihrer Reaktionsweisen gebildet werden konnten (Frey-Wissling; W. Schmidt; Seifriz; Monné; Lehmann). Den verschiedenen Anschauungen liegt als Gemeinsames die Existenz einer dreidimensionalen fibrillären Ultrastruktur an allen bisher untersuchten Zellarten zugrunde, die auch elektronenoptischen Messungen zugänglich geworden ist (Haas, Tabelle S. 184/185). Diese Strukturen sind offenbar nicht völlig starr und beständig, sondern unterliegen schon aus Gründen des Zellstoffwechsels im Sol/Gel-Gemisch des Plasmas ständigen, enzymatisch katalysierten reversiblen Wandlungen (Ab- und Aufbau), für die Kopac noch einen besonders schnellen Ablauf geltend macht. Diese Fähigkeit zu ständigem Umbau am fädigen Ultragerüst hat die Wahrscheinlichkeit von dessen Aufbau aus makromolekularen Teilen — zu denen alle Strukturen der lebenden Masse einschließlich der intra- und extracellulären Fibrillen gehören — nur erhöht (s. Haas). Die mit einer plötzlichen Viscositätsminderung einhergehende Thixotropie ist nur

[1] Einsteinsches Gesetz: $Y_S = Y_m\ (1 + 2,\ 5\ S)$.

[2] Newtonsches Gesetz: $W = y \cdot G$.

[3] Hagen-Poiseuillesches Gesetz: $V = \frac{\pi r^4 \cdot p \cdot t}{8 \cdot y \cdot l}$

ein unter besonderen Bedingungen zustandekommender Spezialfall eines allen plasmatischen Substanzen physiologischerweise zukommenden Verhaltens. PÉTERFI bezeichnete die thixotrope Reaktion als eine geradezu charakteristische Grundeigenschaft des Protoplasmas. Daß solche an der Ultrastruktur vor sich gehende Wandlung auch experimentellen Eingriffen zugänglich ist, haben MARSLAND u. BROWN gezeigt, die unter Anwendung allerdings sehr hoher Drucke (bis zu 1000 Atm.) Umbildungen am Cytoplasma in Richtung eines Sols feststellen mußten.

Es ist aus rein biologischen Erwägungen anzunehmen, daß sich die Plasmaarten hinsichtlich des Ausmaßes solcher physiko-chemischen Reaktionen unterscheiden werden. Wenn nach den neueren Untersuchungen von HALLERVORDEN u. QUADBECK Homogenat von Hirngewebe vor dem anderer Organe in dieser Beziehung ausgezeichnet sein soll, so ist die Bedeutung dieses Befundes schon ganz allgemein gar nicht zu verkennen.

Uns lag vor allem an Untersuchungen zur Frage, ob derartige strukturell gebundene Reaktionen eine Abhängigkeit vom Gewebsalter zeigen oder nicht. Gerade über die gewebliche Alterung, die ja nicht ohne weiteres der Alterung von Kolloiden gleichzusetzen ist, liegen bisher noch keine derartigen Untersuchungen vor.

Für die Viscosimetrie thixotroper Systeme ist nach PRICE-JONES das auf SCHWEDOFF und COUETTE zurückgehende, später immer wieder modifizierte Rotationsviskosimeter (HATSCHEK) besonders geeignet. Die Arbeiten von REINER; REINER u. RIVOLIN; FREUNDLICH u. RAWITZER geben weiteren Einblick in die Grundlagen dieser Meßmethode. Man mißt nur mit dieser Methode nicht die Thixotropie selbst, sondern die mit den gesetzten Drehgeschwindigkeiten sich ändernde Viscosität eines thixotropen Systems. Dieser Unterschied ist wohl zu beachten und nach den vorangestellten theoretischen Grundlagen zu verstehen. QUADBECK hatte in der gemeinsamen Arbeit mit HALLERVORDEN eine Methode angegeben, an die wir uns im wesentlichen hielten. Wir konnten auch das von QUADBECK modifizierte Rotationsviscosimeter benutzen, wofür an dieser Stelle ganz besonderer Dank zu sagen bleibt.

Die Viscositätsminderung am Hirnhomogenat bei erhöhter Drehgeschwindigkeit zeigte nach den Ergebnissen jener Arbeit ein erstaunliches Ausmaß. Bei einem Drehzahlverhältnis von 1 : 3 : 9 fanden sich Werte etwa der Größenordnung von 1 : 2 : 3. Wichtig war uns noch ein Hinweis von QUADBECK, daß die Tourenzahl des Viscosimeters einen bestimmten kritischen Wert nicht übersteigen dürfte, wenn das Homogenat nicht plötzlich wie eine Newtonsche Lösung reagieren sollte (1 : 3 : 9). Es ist dies im Grunde der gleiche Effekt, dem wir bei der vorübergehend erforderlichen Verwendung eines wirksameren, also zweckungeeigneten Homogenisators begegneten (s. o.). In beiden Fällen wurden offensichtlich die die thixotropen Effekte bewirkenden fädigen und vernetzten Strukturen mechanisch überbeansprucht, vielleicht sogar gelöst. Es gelang uns jedenfalls auch über längere Zeit hin nicht mehr, an diesem Homogenat Anomalien der Viscositätsphänomene nachzuweisen. Diese ersichtliche Abhängigkeit von der Größe der einwirkenden mechanischen Kraft war uns noch aus einem anderen Grunde recht wesentlich. Wir wissen aus den Untersuchungen STAUDINGERS, wieviel Faktoren bei der Viscositätsbestimmung organischer makromolekularer Stoffe beachtet sein müssen. Gerade bei den heteropolaren Linearproteinen ist an die Abhängigkeit von den Ladungsverhältnissen, von „Schwarmbildung“ zwischen Ionen (STAUDINGER), an autoxische Vorgänge bei Anwesenheit von Luft-O_2 (STAUDINGER; R. SCHULZ u. WILKE) zu denken. Zweifellos wird man diese Faktoren bei Deutungen von Meßergebnissen nicht unberücksichtigt lassen dürfen, schon um die Vorgänge nicht einfacher zu sehen, als sie in Wirklichkeit ablaufen. Für unsere Zwecke kam es zunächst einmal auf den Effekt an, zu dessen Auswertung nur gleiche Untersuchungsbedingungen für das ganze Material und damit vergleichbare Verhältnisse zu schaffen waren. Die erwähnten, von QUADBECK und unabhängig von uns gemachten Beobachtungen ließen — ganz entsprechend den Grundlagen der Viscositätsmessung an lyophilen Kolloiden — die entscheidende Bedeutung des mechanischen Faktors ersichtlich werden. Die Versuchsergebnisse und ihre Auswertung werden am gegebenen Ort weitere Erörterungen zu diesen mehr methodischen Fragen notwendig machen.

b) Untersuchungen am Homogenat von Rattenhirn verschiedenen Alters

Versuche. Die Versuche wurden zunächst am Rattenhirn durchgeführt, da eine größere Zahl von Tieren wegen des gebotenen Umfangs der Bestimmungen verfügbar sein mußte. Insgesamt gelangten 196 Rattenhirne zur Untersuchung. Die Altersskala erstreckte sich von frischgeborenen bis zu den ältesten, reichlich 2 Jahre alten Tieren.

Unmittelbar nach der Dekapitation wurde das Hirn der Schädelkapsel entnommen, von Häuten und Gefäßen befreit. Zur Verwendung gelangte nur Großhirn, wobei die Marksubstanz nach Möglichkeit entfernt wurde. Dies gelang bei den älteren Tieren sehr viel leichter als bei den jüngeren. 1 g Hirnsubstanz wurde mit 9 cm^3 physiologischer Kochsalzlösung versetzt und sofort 5 min homogenisiert. Von den jüngsten Tieren (1 Tag bis 3 Wochen alt) mußten jeweils mehrere Hirne entnommen werden, um 1 g Substanz zu erhalten. Die Ergebnisse in diesen Altersklassen machten aus noch zu erwähnenden Gründen Änderungen in den Versuchsbedingungen hinsichtlich der Substratmenge (1 u. 2 g) wie der Zeit des Homogenisierens (5, $2\frac{1}{2}$, $1\frac{1}{2}$ min) erforderlich. Um die Versuche möglichst ertragreich, aber auch fehlerfrei zu gestalten, wurden sie in den einzelnen Altersklassen doppelt angestellt: erstens mit fortlaufenden Messungen im Anschluß an das Homogenisieren unter Einhalten einer konstanten Ruhezeit (5 min) zwischen den einzelnen Messungen (im allgemeinen kamen die Systeme etwa 30—40 min nach Messungsbeginn zum Viscositäts-Ausgleich); zweitens mit einmaliger Messung etwa 30 min nach dem Homogenisieren, in welcher Zeit das System ruhig sich selbst überlassen blieb. War das erste Verfahren durch das Erfordernis bedingt, die Entwicklung der Viscositätsverhältnisse zu überblicken, so war das zweite Verfahren durch die geltenden kolloid-chemischen Gesetze angeraten. Jede Thixotropiebestimmung verändert das gemessene System; dies eben liegt im Wesen der Thixotropie. Trotz der zwischen den laufenden Messungen eingehaltenen Ruhezeit schien deshalb eine Messung am „ausgeruhten“ System unbedingt notwendig. Es mußten dann über den jeweils untersuchten Zeitraum hin evtl. vorhandene Differenzen zwischen beiden Meßmethoden erkennbar werden.

Diese Versuchsanordnung läßt in 2 verschiedene Phänomene Einblick nehmen. Die laufenden, von regelmäßigen Zwischenzeiten nur unterbrochenen Messungen zeigen, daß die Viscosität des unter der mechanischen Einwirkung entstandenen Homogenats sich erhöht, d. h. das Homogenat wird spontan zäher. Diese für jedes derartige System charakteristische Viscositätszunahme ist begrenzt; es wird ein neuer Gleichgewichtszustand angestrebt, der dann eingehalten wird. Angeschlossene Messungen mit 1 Umdr./225 sec ergaben keine weiteren Viscositätsänderungen. Der nach Erreichen dieses Gleichgewichtszustandes angeschlossene zweite Teil der Versuche zeigt erst die reversiblen Viscositätsänderungen unter erhöhter mechanischer Krafteinwirkung, d. h. die dem System eigentümlichen thixotropen Eigenschaften. Daß es sich im gegebenen Falle wirklich um reversible Viscositätsänderungen handelte, zeigte sich am Ergebnis der nach Ablauf einiger Zeit angestellten Wiederholungsmessungen. Es erwies sich damit eine mechanisch bedingte, isothermale reversible Viscositätsänderung, die dem Begriff der Thixotropie entsprach. In Bezug auf die Ultrastruktur wäre damit nach Einwirken stärkerer Scherkräfte eine Reorientierung in der Zeit wieder eingetreten. Auf zutagetretende Unterschiede an verschieden altem Material wird bei der Darlegung der Befunde einzugehen sein.

Die Untersuchungsergebnisse an den einzelnen Altersklassen sind in Tabellen und Kurven zusammengefaßt (S. 61—67), auf die im folgenden Text verwiesen wird. Die zugeordneten Ziffern sind an den Altersklassen orientiert.

Tabelle 7

Homogen. min	Altersklasse I 1 Tag	II 1 Wo.	III 2—3 Wo.	IV 1 Mo.	V 2 Mo.	VI 3 Mo.	VII 6 Mo.	VIII 1 J.	IX 1½ J.	X 2 J.	Insgesamt
5	4 (5)[1]	5 (2)[1]	10 (2)[1]	10 (2)[1]	12	12	10	12	12	14	
5	2 (10)	2 (4)									
2½	2 (5)	2 (2)									
1½	2 (5)	1 (2)									
Zahl der Versuche	10	10	10	10	12	12	10	12	12	14	112
Zahl der Hirne	60	24	20	20	12	12	10	12	12	14	196

[1] Die in Klammern gesetzten Zahlen geben die Zahl der im Einzelversuch verwendeten Hirne an. Bei den Ratten im Alter von 2 Monaten an aufwärts war jeweils nur 1 Hirn für den Einzelversuch erforderlich.

I (Tabelle 8). Innerhalb der beobachteten Zeit (30 min) machen sich praktisch keine Viscositätsänderungen bemerkbar. Die Werte schwanken zwischen 5 und 8, so daß die Kurven sehr dicht beieinander liegen. So niedrige Viscositätsziffern wie an diesen schon in unhomogenisiertem Zustand fast zerfließlichen Hirnen waren sonst nur am Wasser festzustellen. Unter der erhöhten Drehzahl im Verhältnis 1 : 3 : 9 ergaben sich verhältnisentsprechende Werte. Die geringfügigen Differenzen fallen sicherlich in die Fehlerbreite der Methode. Die Homogenate dieser Hirne verhielten sich demnach unter der angewandten Methode innerhalb der gegebenen Zeit wie Newtonsche Lösungen; d. h. sie zeigten keine Viscositätsanomalien, demzufolge auch keine thixotropen Effekte. Die Kontrolluntersuchung am „ausgeruhten" Homogenat führte zu dem gleichen Befund (3,1/8,8). Das war ein unerwartetes Ergebnis, das noch einer genaueren Prüfung zu unterziehen war. Die Untersuchungen wurden deshalb mit der doppelten Substanzmenge (2 gr), danach wieder mit 1 gr, aber mit verkürzten Zeiten des Homogenisierens (2,5 bzw. 1,5 min) durchgeführt. Es sollte dabei ermittelt werden, ob bei so jungen Hirnen eine gewisse Anreicherung mit den erwarteten Strukturen möglich ist, oder ob solche nach verkürzter mechanischer Einwirkung eher bemerkbar werden. Selbst unter diesen abgeänderten Bedingungen wurden nur negative Effekte erzielt, d. h. es zeigten sich physiko-chemisch keine Anomalien.

Man kann nach diesen Ergebnissen zunächst nur aussagen, daß sich im Homogenat so junger Hirne unter den genannten Bedingungen mit dem Rotationsviscosimeter noch keine Strukturen nachweisen lassen, die Abweichungen von den oben genannten Gesetzen zeigen. Es kann damit noch nicht festgestellt sein, ob derartige Strukturen überhaupt fehlen und ob bei verfeinerter Methode nicht doch noch gewisse Effekte beobachtet werden könnten. Nach dem Ergebnis der schon getroffenen Versuchsmodifikationen könnten diese aber kaum erheblicher Art sein.

IIa (Tabelle 9). Die entsprechenden Untersuchungen an Hirnen von Ratten im Alter von 1 Woche erbrachten kein anderes Ergebnis. Weder im Standardversuch mit 1 gr Substanz (fortlaufende Messungen und Messung am „ausgeruhten" System), noch bei Verdoppelung der Substanzmenge oder bei Reduzierung der Zeit des Homogenisierens (2,5 bzw. 1,5 min) stellten sich Abweichungen in Viscositätszahl und thixotropem Effekt ein. Wegen der übereinstimmenden Ergebnisse mit dem Grundversuch kann auf die Wiedergabe verzichtet sein. Ein Versuch mit 1 gr Hirn und 1,5 min Homogenisieren war uns jedoch recht auffällig.

IIb (Tabelle 10). Es ergaben sich bereits in typischer Weise steigende Werte der Viscosität, bis das System nach 25—30 min darin zum Ausgleich kam (30 mm). Unter erhöhter Drehgeschwindigkeit (1 : 3; 1 : 9) fanden sich jedoch merkwürdigerweise Werte, die denen des Grundversuches (Tab. 9) entsprachen. (Die erhaltenen Werte sind zur besseren Gegenüberstellung in die Viscositätskurve eingezeichnet.) Das würde heißen, daß bei erhöhter mechanischer Beanspruchung das eben noch gezeigte anomale Verhalten der Viscosität nicht mehr bestand und das Homogenat wie eine Newtonsche Lösung bei niederer Viscositätszahl (5—6) sich verhielt. Wir meinen nicht, daß ein methodisch-technischer Fehler vorliegt, wollen jedoch erst später auf dieses Phänomen zurückkommen. An dieser Stelle sei es nur als zur Reihenuntersuchung gehörig erwähnt.

III (Tabelle 11). An den Hirnhomogenaten von 3 Wochen alten Ratten wurden erstmals und konstant sehr deutliche Effekte nachweisbar. Nachfolgende Tabelle orientiert über die erhaltenen Werte bei fortlaufender Messung (I—IX) und bei Kontrollmessung am „ausgeruhten" System (X). Es ergeben sich keine irgendwie signifikanten Unterschiede hinsichtlich der thixotropen Eigenschaften. Es ist also anzunehmen, daß die durch jede Messung eintretende Änderung innerhalb der streng eingehaltenen Zwischenzeiten im wesentlichen sich wieder zurückgebildet haben muß. Sonst wäre dieser Befund nicht zu erklären. In diesem Sinne spricht auch die Beobachtung, daß versuchsweise ohne nennenswerte Zwischenpause einander folgende Messungen jeweils noch deutlich niedrigere Viscositätswerte ergaben. Wie jedes thixotrope System benötigt auch das Hirnhomogenat eine bestimmte Zeit der Rückbildung nach einem gesetzten Reiz. In der die thixotropen Effekte zeigenden Kurve sind lediglich die sich ergebenden Verhältniszahlen (als Mittelwerte) aufgezeichnet, da sich die hohen Viscositätszahlen selbst schlecht zur Darstellung eignen.

IV (Tabelle 12). Die nächsten Bestimmungen wurden an 1 Monat alten Ratten durchgeführt. Wie die Tabelle ausweist, liegen die Endviscositätswerte für mehrere Versuche (6) etwas höher als bei Gruppe III, wozu auch die Ergebnisse der 2 Kontrollbestimmungen gehören. Die betonte Minderung der Viscosität unter den höheren Drehgeschwindigkeiten ist unverkennbar; d. h. aber, daß sich die thixotropen Eigenschaften in dieser Gruppe mit den schon höheren Viscositätsziffern stärker ausprägen.

V (Tabelle 13). Noch deutlicher zeichnet sich diese Tendenz an der folgenden Gruppe ab, von der 3 Versuche als Kontrollbestimmungen liefen. 2 von den 6 erhöhten Viscositätswerten (über 50) liegen bereits über 60. Unter dem erhöhten

Drehverhältnis 1 : 3 sinken die Werte auf 1,95 ab, während sie bei 1 : 9 noch an dem Gruppenwert IV verharren. Die Ergebnisse aus den 3 Kontrollmessungen liegen innerhalb der Gruppenwerte, aber doch nahe ihrer unteren Grenze.

VI (Tabelle 14). An 9 Versuchen dieser Gruppe (75%) ergibt sich eine hohe End-Viscosität (über 50). Der Anstieg erfolgt relativ rasch; denn der Ausgleich im System erfordert keineswegs mehr Zeit als in den vorangegangenen Gruppen. Hinsichtlich der thixotropen Eigenschaften kommt es zu einer weiteren Ausprägung, wobei besonders die Werte bei dem Drehverhältnis 1 : 9 betroffen sind. Die 3 Kontrollbestimmungen zeigen wiederum Resultate, die zwar an der unteren Grenze, aber innerhalb der Gruppenwerte liegen.

VII (Tabelle 15). Bezüglich der Höhe der Viscositätswerte macht sich nur eine geringe Änderung bemerkbar. Deutlich wird aber auch ein Heraufrücken der unteren Grenze der Gruppenendwerte. Der unterste Wert liegt bei 44 (bei Gruppe VI: 40; bei Gruppe V: 35; bei Gruppe IV: 35; bei Gruppe III: 32). Die eigentlich thixotropen Effekte sind nach den erhaltenen Werten gegenüber Gruppe VI praktisch unverändert.

VIII (Tabelle 16). In dieser Gruppe liegen sämtliche Viscositäts-Endwerte über 50 (der unterste bei 58). Der steilere Anstieg der Viscosität hebt sich merklich ab. Unter den erhöhten Drehgeschwindigkeiten ergeben sich für die Einzelbestimmung wie für das Gruppenmittel praktisch die gleichen Verhältniszahlen wie für die Gruppe VII.

IX (Tabelle 17). Die Kurven von den Hirnhomogenaten 1½jähriger Ratten bieten ein etwas abgewandeltes Bild. Bei einem allmählicheren Anstieg der Viscosität zeigen nur noch 7 der 12 Bestimmungen Endwerte über 50. Auch die thixotropen Effekte prägen sich in etwas geringerem Maß aus, wie die leicht erhöhten Verhältniszahlen ausgeben (2,2 bzw. 3,3). Dabei fällt auf, daß die entsprechenden Werte der Kontrollmessungen am „ausgeruhten“ System aus dem Gruppenmittel herausfallen, zumindest für 2 der 3 Versuche. Für sie ist der thixotrope Effekt noch ausgeprägter geblieben.

X (Tabelle 18). Der Kurvenanstieg erfolgt in dieser letzten Gruppe noch etwas langsamer, obwohl bei 7 der 14 Versuche Endzahlen der Viscosität über 50 erreicht werden. Diese liegen aber bis auf eine Ausnahme eindeutig tiefer als in Gruppe IX. Die höchsten Zahlen stammen noch aus den Kontrollversuchen. Dieses Verhältnis findet sich in entsprechender Weise auch an den thixotropen Effekten, die sonst allgemein einen weiteren Abfall bieten. Die Werte liegen nahezu in der Größenordnung wie sie sich am Homogenat aus Hirnen der 2—3 Wochen alten Tiere zeigte. In den beiden letzten, den höchsten Altersklassen entsprechenden Gruppen (IX u. X) sind sowohl die Viscositätswerte wie die thixotropen Reaktionen des „ausgeruhten“ Homogenates sichtlich abgehoben gegenüber den bei laufender Messung erzielten Werten (s. Tabellen 8—18 und Abb. 1—11).

Bei der Auswertung der erhaltenen Befunde sind die aus Vorversuchen wie den recht zahlreichen Versuchen selbst gewonnenen Erfahrungen zu berücksichtigen. Danach sind geringfügige Schwankungen der Werte innerhalb der einzelnen Altersgruppen nur mit großer Vorsicht zu bewerten. Das verwendete Rotationsviscosimeter arbeitet zwar verläßlich und gerade als Methode am biologischen Material relativ genau, aber es kann seiner Art nach kein Präzisionsgerät sein. Die

Tabelle 8 (s. Abb. 1)

Nr.	Zeit									1:3		1:9	
	0	5	10	15	20	25	30	35	40				
I	4	5	5	5	7	5	6			17	2,83	53	8,8
II	6	7	8	6	6	5	5			16	3,2	45	9,0
III	5	5	5	4	6	5	5			14	2,8	43	8,6
IV							6			19	3,1	53	8,8

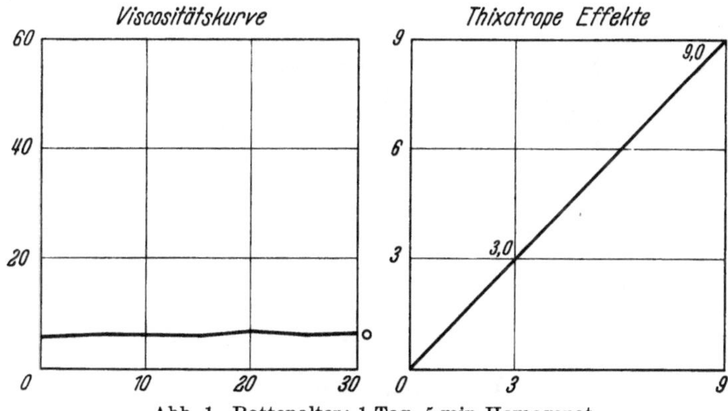

Abb. 1. Rattenalter: 1 Tag. 5 min-Homogenat

Tabelle 9 (s. Abb. 2)

Nr.	Zeit									1:3		1:9	
	0	5	10	15	20	25	30	35	40				
I	6	5	4	5	5	5	5			14	2,8	43	8,6
II	5	4	6	5	5	7	7			22	3,1	64	9,1
III	6	7	7	5	6	8	6			18	3,0	53	8,8
IV	5	4	6	6	5	5	6			17	2,8	52	8,3
V							7			20	2,9	63	9,0

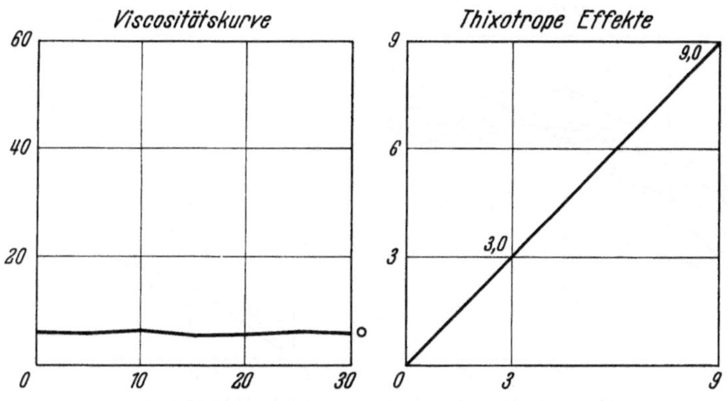

Abb. 2. Rattenalter: 1 Woche. 5 min-Homogenat

Tabelle 10 (s. Abb. 3)

Nr.	Zeit 0	5	10	15	20	25	30	35	40	1:3		1:9	
I	15	23	26	32	30	31	30			16		45	

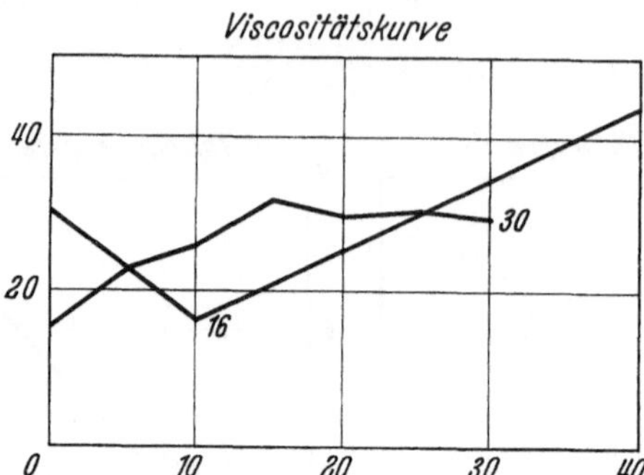

Abb. 3. Rattenalter: 1 Woche. 1,5 min-Homogenat

Tabelle 11 (s. Abb. 4)

Nr.	Zeit 0	5	10	15	20	25	30	35	40	1:3		1:9	
I	15	28	30	35	41	44	44	44		105	2,4	160	3,6
II	23	33	40	45	49	52	53	53		135	2,5	191	3,6
III	18	30	39	42	44	46	46	46		101	2,2	173	3,8
IV	22	35	38	40	43	42	42	41		97	2,4	110	4,3
V	12	16	19	22	29	31	32	32		80	2,5	142	4,4
VI	16	34	42	46	50	49	49	49		115	2,3	170	3,5
VII	10	18	29	34	38	46	50	50		116	2,3	166	3,3
VIII	22	31	34	39	43	43	43	42		98	2,3	146	3,5
IX	18	24	36	40	41	40	41	41		98	2,4	185	4,5
X								44		115	2,6	202	4,6

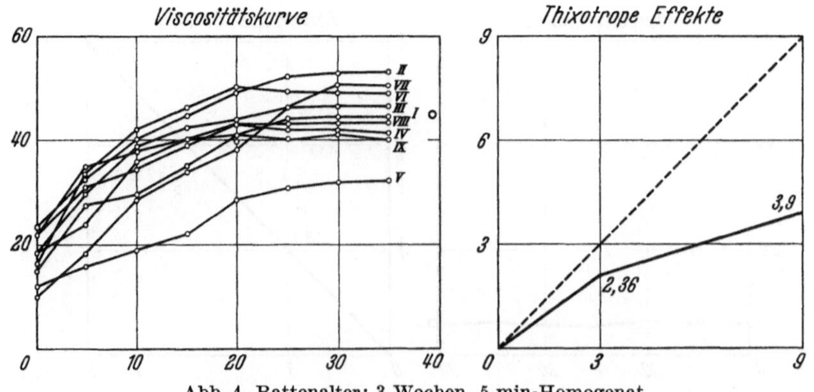

Abb. 4. Rattenalter: 3 Wochen. 5 min-Homogenat

Tabelle 12 (s. Abb. 5)

Nr.	Zeit 0	5	10	15	20	25	30	35	40	1:3		1:9	
I	10	19	23	26	28	33	35	35		85	2,4	150	4,3
II	15	22	25	29	38	43	46	46		95	2,0	147	3,2
III	18	26	34	42	51	55	58	57		134	2,3	208	3,8
IV	24	34	43	49	54	57	57	57		128	2,2	189	3,3
V	19	28	35	42	47	50	54	53		119	2,4	171	3,5
VI	17	23	32	40	46	51	48	49		120	2,1	170	3,2
VII	12	19	24	30	35	42	45	43		100	2,3	148	3,4
VIII	20	26	35	42	49	52	55	55		116	2,1	171	3,1
IX								59		130	2,2	200	3,4
X								56		119	2,1	180	3,2

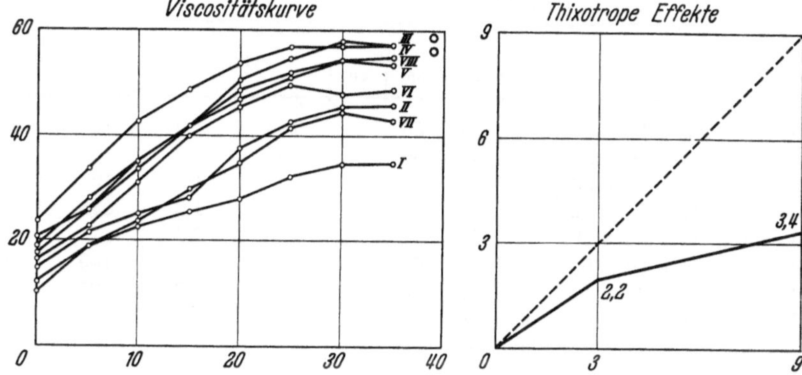

Abb. 5. Rattenalter: 1 Monat. 5 min-Homogenat

Tabelle 13 (s. Abb. 6)

Nr.	Zeit 0	5	10	15	20	25	30	35	40	1:3		1:9	
I	18	33	37	40	42	44	43	43		78	1,8	133	3,1
II	15	25	33	37	41	39	40	39		78	2,0	147	3,7
III	20	30	38	41	43	45	45	45		93	2,0	157	3,5
IV	12	20	26	29	35	34	37	35	35	78	2,2	134	3,8
V	23	32	40	46	49	53	55	55		104	1,9	182	3,3
VI	20	35	46	54	59	62	64	64		121	1,9	199	3,1
VII	14	23	29	33	35	36	38	38		75	2,0	120	3,4
VIII	18	21	30	39	45	49	52	53	53	97	1,8	185	3,5
IX	13	21	26	32	37	40	44	42	42	89	2,1	155	3,7
X								58		111	1,9	192	3,3
XI								62		112	1,8	199	3,2
XII								55		112	2,0	182	3,3

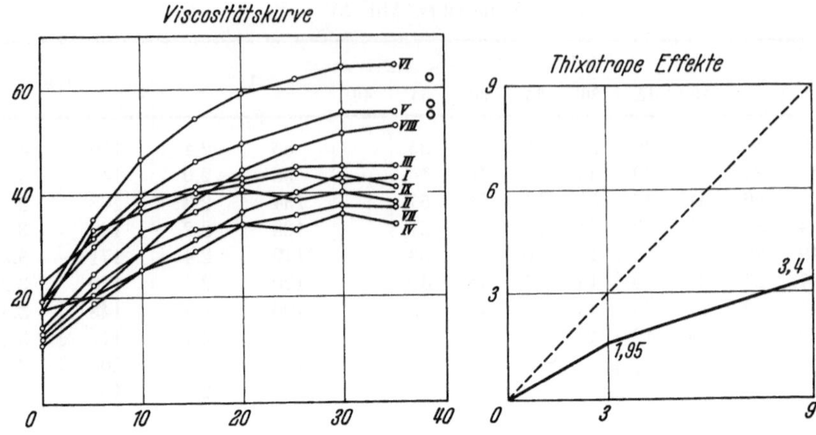

Abb. 6. Rattenalter: 2 Monate. 5 min-Homogenat

Tabelle 14 (s. Abb. 7)

Nr.	Zeit 0	5	10	15	20	25	30	35	40	1:3		1:9	
I	25	34	42	49	54	56	55	55		104	1,9	168	3,0
II	25	35	43	48	52	50	50	50		102	2,0	155	3,1
III	18	25	32	42	50	53	52	52		98	1,9	168	3,2
IV	20	29	34	38	42	43	43	43		77	1,8	135	3,1
V	13	20	30	36	39	41	45	45		90	2,0	145	3,2
VI	18	25	37	45	52	54	51	51		98	1,9	149	2,9
VII	23	30	34	38	42	40	40	40		68	1,7	127	3,1
VIII	27	36	48	52	62	69	76	76		129	1,7	230	3,0
IX	22	33	41	47	52	55	54	54		103	1,9	158	3,0
X								69		126	1,8	221	3,2
XI								57		103	1,7	170	3,0
XII								56		100	1,8	166	3,0

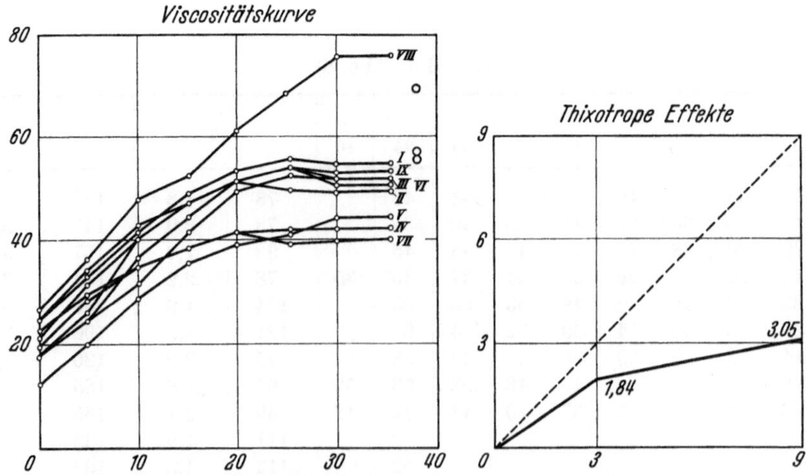

Abb. 7. Rattenalter: 3 Monate. 5 min-Homogenat

Tabelle 15 (s. Abb. 8)

Nr.	Zeit 0	5	10	15	20	25	30	35	40	1:3		1:9	
I	14	21	29	35	42	43	48	47		86	1,8	143	3,0
II	20	35	40	42	44	45	45	45		85	1,9	140	3,1
III	11	22	35	42	55	56	55	55		105	1,9	165	3,0
IV	25	33	40	47	51	52	52	52		102	2,0	155	3,0
V	20	32	40	47	50	50	50	50		90	1,8	155	3,0
VI	16	32	48	65	70	71	70	70		119	1,7	205	2,9
VII	23	43	59	64	66	65	65	65		125	1,9	205	3,1
VIII	15	25	33	38	48	47	47	47		88	1,9	140	3,0
IX	14	21	27	34	40	42	43	44		79	1,8	134	3,0
X							65			126	1,9	195	3,0

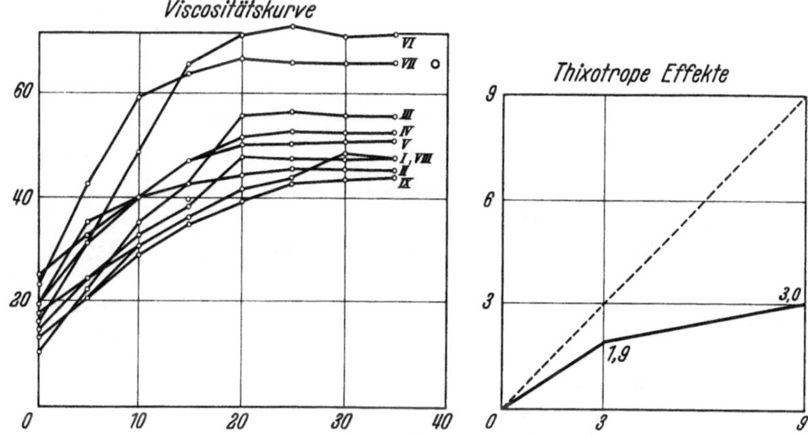

Abb. 8. Rattenalter: 6 Monate. 5 min-Homogenat

Tabelle 16 (s. Abb. 9)

Nr.	Zeit 0	5	10	15	20	25	30	35	40	1:3		1:9	
I	14	20	32	40	55	72	70	70	70	142	2,0	215	3,1
II	12	17	28	36	45	53	59	61	60	124	2,1	179	3,0
III	15	18	22	37	50	55	60	64	63	130	2,1	192	3,0
IV	17	35	48	57	62	65	65	65	65	129	2,0	200	3,1
V	10	15	19	29	42	56	59	58	58	119	2,0	177	3,0
VI	13	22	35	42	50	56	59	59	59	124	2,1	183	3,1
VII	15	26	32	42	51	60	62	62	62	127	2,0	185	3,0
VIII	14	31	46	55	62	60	62	61	61	124	2,0	186	3,0
IX	14	25	38	45	53	58	60	61	60	122	2,0	182	3,0
X									65	133	2,0	203	3,1
XI									69	134	1,9	200	2,9
XII									62	125	2,0	189	3,0

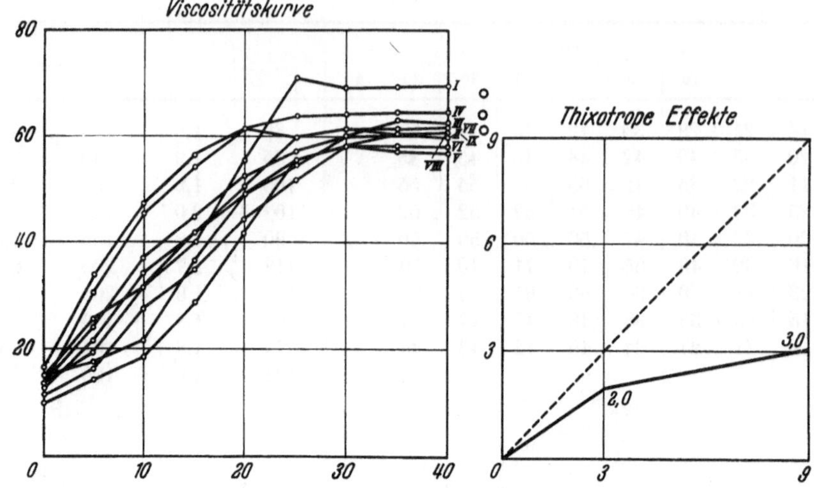

Abb. 9. Rattenalter: 1 Jahr. 5 min-Homogenat

Tabelle 17 (s. Abb. 10)

Nr.	Zeit									1:3		1:9	
	0	5	10	15	20	25	30	35	40				
I	12	19	25	34	42	47	50	52	51	113	2,2	169	3,3
II	15	24	32	39	44	48	49	49	49	113	2,3	157	3,3
III	10	16	25	32	38	45	48	52	52	109	2,2	167	3,2
IV	12	26	39	47	56	63	62	62	62	126	2,0	193	3,1
V	14	20	28	35	40	46	47	48	48	111	2,3	163	3,4
VI	15	28	38	46	53	58	59	60	60	126	2,1	186	3,1
VII	10	19	27	34	39	43	46	48	48	116	2,4	164	3,4
VIII	11	16	23	28	32	35	37	39	39	94	2,4	141	3,6
IX	13	19	23	28	35	39	42	43	42	97	2,3	139	3,3
X								63		133	2,1	197	3,1
XI								59		124	2,1	183	3,1
XII								66		145	2,2	211	3,2

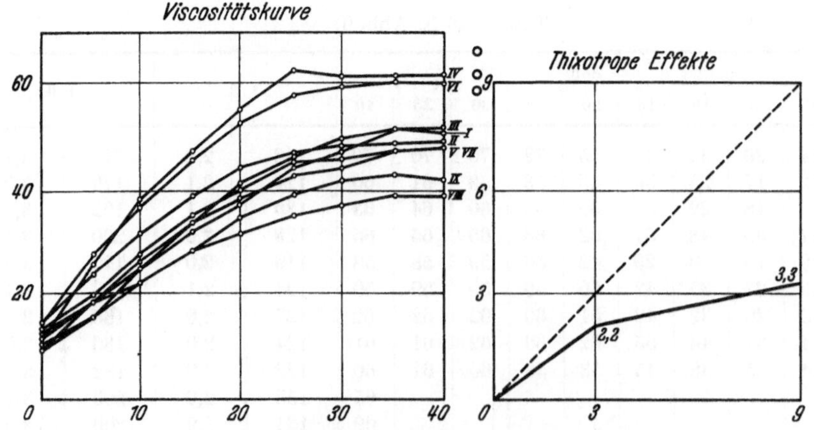

Abb. 10. Rattenalter: 1 ½ Jahre. 5 min-Homogenat

Tabelle 18 (s. Abb. 11)

Nr.	Zeit									1:3		1:9	
	0	5	10	15	20	25	30	35	40				
I	9	18	26	33	39	42	45	44	45	109	2,4	153	3,5
II	10	12	16	24	28	33	35	37	37	93	2,5	155	4,2
III	12	17	22	26	32	34	35	36	36	91	2,5	155	4,3
IV	14	25	32	40	46	48	50	49	49	124	2,5	182	3,7
V	10	19	26	34	39	45	48	51	52	125	2,4	203	3,9
VI	13	22	29	36	41	45	49	52	53	122	2,3	182	3,4
VII	10	28	37	44	50	54	52	53	55	138	2,5	226	4,1
VIII	12	18	23	30	37	39	40	41	41	104	2,5	182	4,4
IX	12	23	32	37	40	42	43	44	44	106	2,4	188	4,3
X	10	16	20	29	36	41	44	47	47	108	2,3	165	3,5
XI	11	20	32	39	45	49	53	55	54	136	2,5	219	4,0
XII								56		118	2,1	191	3,4
XIII								62		131	2,1	200	3,2
XIV								57		126	2,2	189	3,3

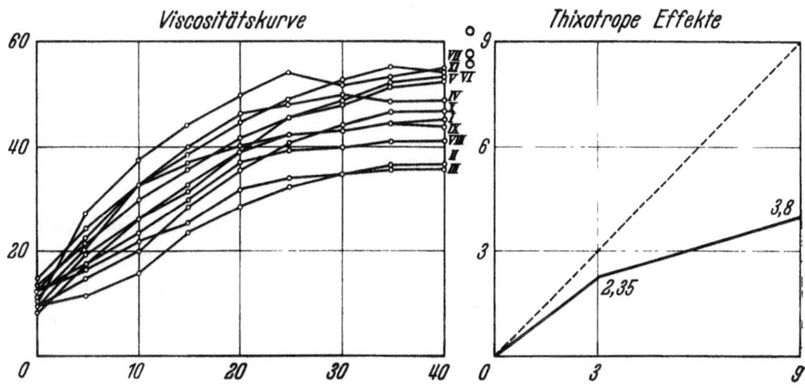

Abb. 11. Rattenalter: 2 Jahre. 5 min-Homogenat

ziemlich große Streubreite der Gruppenkurven ist jedoch im wesentlichen jenseits eines mit der Methode gegebenen Fehlers als echte Reaktionsvariante des biologischen Materials selbst anzusehen. Zu bedenken mag sein, daß, da die Altersbestimmung gerade der älteren Tiere nicht auf Tag und Woche genau ist, hierdurch leichte Varianten entstanden sein können. Dieser Faktor ist jedoch beinahe zu vernachlässigen. Einmal sind die möglichen zeitlichen Differenzen gerade bei den älteren Tieren im Verhältnis zum Alter zu geringfügig. Zum anderen findet sich die Streuung auch am jungen Material, das nach Möglichkeit geschlossenen Würfen entnommen wurde. Selbst wenn man noch aus der Zubereitung des Materials leichte Verschiedenheiten hervorgehen läßt, erklärt dies alles nicht entfernt die vorhandene Streubreite, durch die die einzelnen Altersgruppen weit ineinandergreifen. Die beobachtete Variantenbildung war jedenfalls einer der entscheidenden Anlässe zu einer größeren Versuchszahl für jede Gruppe. Es mußten gerade zu dem beabsichtigten Vergleich der verschiedenen Gruppen möglichst verläßliche Gruppenmittelwerte angestrebt werden.

Trotz der Streuung innerhalb einer Gruppe läßt sich aus den Kurven eine altersgebundene Reaktion eigentlich nicht erwarteten Ausmaßes ablesen. Daß wir — obwohl vom Thema her auf Altersveränderungen beschränkt — die gesamte Alternsskala zum Untersuchungsobjekt nahmen, hat sich als glücklicher Umstand erwiesen. Die aufgefundenen Veränderungen am Homogenat gealterten Hirngewebes lassen sich diesem Längsschnitt weit besser einordnen und sind vor dem Hintergrund der weiter gefaßten Alterung einem Erklärungsversuch sicher auch weit zugänglicher.

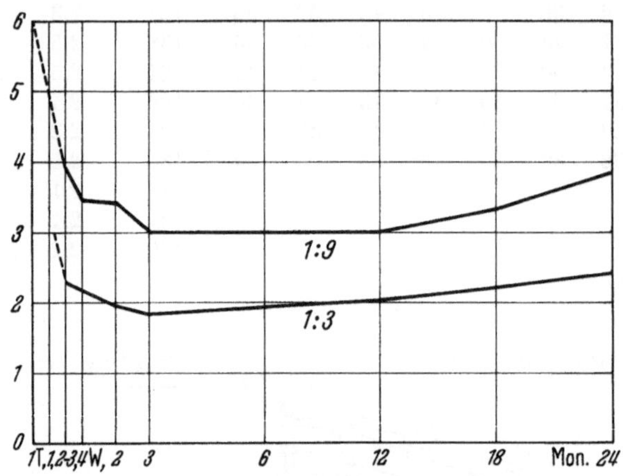

Abb. 12. Thixotrope Effekte am Rattenhirn-Homogenat der verschiedenen Altersklassen (Meßzeiten bis 40 min)

Es läßt sich aussagen, daß die untersuchte physiko-chemische Reaktion — der thixotrope Effekt — am Rattenhirn-Homogenat unter den gegebenen Bedingungen erst von einem bestimmten Alter ab (nicht vor der ersten, konstant von der dritten Woche ab) nachweisbar wird, daß diese sich dann stärker ausprägt (bis etwa zum dritten Monat), über ein breiteres Alternsband eine nahezu konstante Größe bildet (bis etwa zur Jahresgrenze), um danach wieder abzunehmen. Es ist demzufolge eine echte Alternsreaktion am geweblichen Substrat faßbar geworden, wie sie aus gehegten Vorstellungen heraus zwar zu erwarten, bisher aber noch nicht erwiesen war. Trägt man die bei den erhöhten Drehgeschwindigkeiten sich ergebenden Verhältniszahlen in ein Ordinatensystem, so wird der altersabhängige Verlauf deutlich (Abb. 12).

Die überraschendsten Merkmale dieser Kurve sind das relativ plötzliche Einsetzen der Reaktion und ihre fast gleiche Größenordnung an Anfang und Ende der Alternsskala. Auf den ersten Blick ist die Abhängigkeit von der Viscosität recht eindringlich. Die Reaktion fehlt, solange Viscositätsanomalien sich nicht bemerkbar machen; sie steigt und fällt dann offensichtlich mit Steigen und Fallen der Viscositätswerte. Der fast gleiche Effekt an noch ganz jungen und schon alten Hirnen muß aber durch verschiedene Umstände bedingt sein; denn man kann nach allen bekannten physiko-chemischen Daten unmöglich ein sich noch entwickelndes bzw. sehr junges und ein altes Hirn auf die gleiche Stufe stellen, selbst wenn es in Form eines Homogenates vorliegt. Diesen verschiedenen Umständen wird nachzugehen sein, weil sich mit ihnen vermutlich wichtige Einsichten für unsere Fragestellung ergeben werden.

Besieht man sich die Einzelwerte an Hand der Tabellen genauer, so ist ein durchgehend proportionales Verhältnis zwischen Viscosität und den sog. thixotropen Effekten nicht ganz vorhanden. Man erfährt dies am besten, wenn man einen bestimmten End-Viscositätswert durch die verschiedenen Altersklassen hindurch verfolgt. Es kann demnach die Viscosität nicht allein maßgeblich für die thixotropen Effekte sein. Es ergibt sich daraus keineswegs ein Widerspruch zu bestehenden kolloidchemischen Gesetzlichkeiten. FREUNDLICH u. SCHALEK (1924) mußten an verschiedenen kolloiden Substanzen sogar auf eine gewisse Unabhängigkeit von Zähigkeit (Viscosität) und dem von ihnen genannten „elastischen" Verhalten hinweisen, das sie ganz von der inneren Struktur des jeweiligen Substrates bestimmt sahen. Sie fanden sowohl zähe (viscöse), aber wenig „elastische", wie auch stärker „elastische", aber wenig zähe Stoffe.

In unseren Versuchsreihen scheint dem Alter des untersuchten Hirngewebes offensichtlich auch in dieser Beziehung eine gewichtige Bedeutung zuzukommen. In den Altersgruppen IX und X zum Beispiel ist die Reaktion unter erhöhter Drehgeschwindigkeit bei einem bestimmten End-Viscositätswert deutlich geringer als in den Altersgruppen VI bis VIII. An dieser Stelle ist auch der eine Versuch aus Gruppe II bei verkürztem Homogenisieren (1,5 min) zu erwähnen. Er ergab, daß eine bei der üblichen Messung nachweisbare Viscositätsänderung unter stärkerer mechanischer Einwirkung nicht mehr vorhanden war, das Homogenat sich plötzlich wieder wie eine Newtonsche Lösung bei niederer Viscosität verhielt. Für etwa den gleichen End-Viscositätswert (30 bis 35) in Versuch 5 der Altersgruppe III oder in Versuch 1 der Altersgruppe IV, also an etwas älteren Hirnen, zeigten sich nach der üblichen Zeit des Homogenisierens (5 min) bereits deutliche Abweichungen im Sinne eines stärker „elastischen" Verhaltens. Ähnliche Verhältnisse finden sich bei den Reaktionen auf das Drehverhältnis 1 : 9 in Altersgruppe V und Gruppe VI. Die Effekte sind bei etwa gleichen Viscositätszahlen in Altersgruppe VI noch sichtlich ausgeprägter als in Altersgruppe V (3,05 : 3,4). Es scheint über die Verschiedenheit der einzelnen Viscositätswerte hinaus fast so etwas wie einen Alternsindex zu geben. Wenn — wie sämtliche Autoren (s. o.) trotz bestehender begrifflicher Differenzen schlossen — das anomale Verhalten kolloider Substanzen auf Druck oder Geschwindigkeitsänderungen von deren sehr komplexen inneren Struktur[1] abhängig ist, so wird man die gewonnenen Ergebnisse an diesem Abhängigkeitsverhältnis zu messen haben, d. h. aber, die gewebliche Alterung zumindest für diese untersuchte Reaktion mit einer Änderung bestimmter submikroskopischer Strukturen in enge Verbindung bringen. Wenn auch, wie bei allen erstmals erhobenen Befunden, besonders große Vorsicht bei einer Deutung geübt sein will, so legen doch die aus den Kurven ersichtlich werdenden alternsgebundenen Änderungen im anomalen Verhalten bei verschiedenen Drehgeschwindigkeiten einige Schlußfolgerungen recht nahe. Nach diesen Kurven scheint sich etwas wie ein Entwicklungsgang der für das anomale Verhalten maßgeblichen Strukturen abzuzeichnen. Sie machen sich bei der verwendeten Methode im Homogenat erst von einem bestimmten Reifestadium des Hirns ab bemerkbar, sind zunächst gegenüber stärkeren mechanischen Einwirkungen recht empfindlich (evtl. Reiß-

[1] Der Begriff der „Strukturviscosität" (OSTWALD) ist, wie auch PRICE-JONES ausführte, noch nicht gleichbedeutend mit dem der Thixotropie. Thixotropie ist jedoch nur bei bestimmt strukturierten kolloidalen Substanzen möglich.

festigkeit nach FREUNDLICH u. RAWITZER), unterliegen dann nach einer längere Zeit dauernden optimalen Ausbildung im Alter einer Veränderung mit dem Effekt einer verminderten „Elastizität". Eine solche Elastizitätsminderung am Homogenat aus älterem Gewebe läßt sich aus 2 Merkmalen recht gut erkennen. Das erste ist der bereits erwähnte geringere thixotrope Effekt bei bestimmter Viscositätszahl im Vergleich mit früheren Altersgruppen. Ein zweites scheint uns in der zunehmenden Diskrepanz zwischen dem Ergebnis bei laufender Messung und bei Messung am „ausgeruhten" Homogenat zu bestehen. In den frühen und mittleren Altersklassen (bis zu Gruppe VIII) fielen die Resultate beider Methoden zusammen bzw. lagen die der Kontrollbestimmungen höchstens an der unteren Grenze der übrigen Gruppenwerte. Dieser Befund wurde in der Weise gedeutet, daß die durch die einzelnen Messungen bedingte Störung (Verformung) der wirksamen Strukturen in den Zwischenzeiten sich praktisch wieder ausgeglichen haben müßte. Dies erscheint in Gruppe IX, besonders aber in Gruppe X nicht mehr in dieser vollständigen Weise der Fall zu sein. Nach dem Verlauf der Viscositätsänderungen — verzögerter Anstieg — und den niedrigeren Endwerten gegenüber dem Ergebnis bei den Messungen am „ausgeruhten" System darf man der Vermutung Ausdruck geben, daß die Meßstörung bis zur nächstfolgenden Bestimmung noch nicht ganz ausgeglichen wurde. Man hat nach den wiederholten Messungen den Eindruck, wie wenn die folgende Bestimmung auf ein noch etwas verformtes System treffen würde. Das wäre aber gleichbedeutend mit einer langsameren Rückbildung der jeweils durch die Messungen gesetzten Störung. Gerade die deutlich höheren Endviscositätswerte bei den Bestimmungen am „ausgeruhten" System mit einem etwas stärkeren thixotropen Effekt bei den höheren Drehgeschwindigkeiten sind geeignet, diese Ansicht zu stützen.

In der gleichen Linie liegt die Beobachtung, daß auch die Rückbildung des reversiblen thixotropen Effektes bei den Altersgruppen IX und X gegenüber den früheren Gruppen verzögert ist. Kontrollbestimmungen der thixotropen Reaktionen — die wegen entstehender Ausflockungen immer nur sehr begrenzt zum Erfolg führten — ergaben unter gleichgehaltener Zwischenzeit gerade bei den Homogenaten der alten Tiere noch eine deutlich unter dem Anfangswert liegende Größenordnung. Daß aber volle Reversibilität eintritt, läßt sich nach dem Ergebnis an 5 nicht ausflockenden Homogenaten doch annehmen. Das sind zweifelsohne recht wichtige Befunde.

Die Tabellen und Kurven geben noch weitere Fragen auf. Eigentlich entgegen der Erwartung und auch Erfahrung an vielen gealterten Kolloiden[1] liegen in den Altersgruppen IX und X die Endwerte der Viscosität größenmäßig unter denen der früheren Gruppen. Das gleiche gilt auch für die Bestimmungen am „ausgeruhten" System. Außerdem wird für das Erreichen dieses Gleichgewichtszustandes durchschnittlich mehr Zeit benötigt als in den vorangehenden Gruppen. In Zusammenhang mit den gleichfalls geringeren thixotropen Reaktionen ist an eine veränderte kolloidale Beschaffenheit des Homogenates zu denken. Man weiß, daß die thixotropen Eigenschaften vom jeweils wirksamen Kolloidgehalt abhängig

[1] Die Begriffe der „Alterung" sind hier keinesfalls gleichzusetzen. Außergewebliche organische gealterte Kolloide lassen sich gewöhnlich durch die verschiedensten Maßnahmen wieder „verjüngen", also in den früheren Zustand zurückbringen, bei der geweblichen Alterung hingegen handelt es sich um einen irreversiblen Vorgang.

sind, daß unterhalb eines bestimmten Gehaltes thixotrope Effekte gar nicht mehr zu beobachten sind (Freundlich).

Mit großer Wahrscheinlichkeit hat die altersbedingte Verfestigung der Strukturen mit den veränderten Reaktionen etwas zu tun. Schon grob-morphologisch waren die Konsistenzunterschiede an den Rattenhirnen verschiedenen Alters sehr deutlich. Die Hirne der ältesten Tiere waren von fester, fast etwas steifer Form, die auch beim Aufliegen kaum nachließ. Die jüngeren Hirne zeigten dabei eine verschiedengradige Verformung, Abplattung, Verbreiterung. Eine solche Verfestigung wird in erster Linie die Feinstruktur, die fädige, vernetzte Ultrastruktur betreffen, deren grob-morphologischer Ausdruck letztlich die mit Verdichtung einhergehende Schrumpfung ist.

Man wird daran denken, daß möglicherweise schon das Homogenisieren — als mechanischer Eingriff — wie auch andere, weiter oben bereits genannte Faktoren unter so veränderten Bedingungen zu der veränderten Reaktionslage beitragen könnten. Wie dem auch sei: Es entscheidet der unter für alle Altersklassen gleichen Bedingungen hervorgerufene Effekt. Dieser veränderte Effekt ist im einzelnen eben erkennbar an dem verzögert eintretenden, bezüglich der Viscosität niedriger eingestellten Gleichgewichtszustand; an der länger anhaltenden meßbedingten Verformung; an der verminderten und verzögert reversiblen thixotropen Reaktion.

Die niedrigere End-Viscosität und der mindere thixotrope Effekt könnten sehr wohl für eine irgendwie veränderte kolloidale Beschaffenheit des Homogenates sprechen; die übrigen Symptome deuten zumindest auf eine verzögerte Reorientierung der durch die verschiedenen Eingriffe beanspruchten verantwortlichen Strukturen. Ohne die in diesem ganzen Sachbereich vorherrschenden Schwierigkeiten zu verkennen, darf man wohl zu diesen vorsichtig formulierten Folgerungen kommen.

Die erhobenen Befunde sind uns von großem Wert, zumal sie am gesunden Tierhirn ermittelt wurden, bei dem zusätzliche pathologische Alterationen außer Betracht bleiben können. Die vorgefundenen Wandlungen in der Reaktionslage können auf rein alternsabhängige Veränderungen des geweblichen Substrats zurückgeführt werden.

Damit schien erst eine wichtige Voraussetzung für entsprechende Untersuchungen am menschlichen Hirnmaterial geschaffen; denn die Überlegung ließ von vornherein klar werden, daß allein am alternden menschlichen Hirn gewonnene Ergebnisse stets der mit Recht skeptischen Frage nach Effekten bei schon pathologischen Veränderungen ausgesetzt sein müßten. Es wurden deshalb auch zuerst die Versuche mit tierischem, erst dann die mit menschlichem Hirn ausgeführt.

c) Untersuchungen am Homogenat von Menschenhirn verschiedenen Alters

Bei diesen Versuchen galt als Grundregel, daß nur frische, unbehandelte und primär unveränderte Hirne Verwendung finden durften. Auch Hirne mit sekundären Veränderungen (Hirnödem) im Gefolge eines körperlichen Grundleidens wurden nicht in diese Versuchsreihe aufgenommen.

Das in der Untersuchungszeit anfallende Sektionsgut ließ die Alternsserie nicht ganz so lückenlos aufbauen, wie dies mit Tierhirnen möglich war. Die Zahl der zur Untersuchung gelangenden Hirne war auch wesentlich kleiner. Dieser vielleicht als Mangel anzusehende Umstand wurde insofern auszugleichen versucht, als von jedem Hirn mehrere Bestimmungen durchgeführt wurden. Zudem kamen außer der Großhirnrinde (vornehmlich aus der Stirnhirnkonvexität) noch Großhirnmark und Corpus Striatum als Untersuchungsmaterial zur Verwendung. Da von jeder dieser Regionen 2—5 Versuche angesetzt wurden, insgesamt 31 Hirne verfügbar waren, ergab sich eine recht breite Versuchsbasis.

Das Hirnmaterial hatte folgende Alterszusammensetzung:

Tabelle 19

Gruppe	I	II	III	IV		V	VI		VII			
Alter	Fetal	Neugeb.	2 Mon.	17 J	20 J	29 J	34 J	38 J	42 J	44 J	46 J	
Zahl	3	2	1	1	1	2	1	1	1	1	1	15 H.

Gruppe	VIII				IX				X				XI	XII	
Alter	53 J	56 J	58 J	59 J	61 J	63 J	65 J	69 J	74 J	77 J	78 J	79 J	83 J	91 J	
Zahl	1	1	1	1	2	1	1	1	2	1	1	1	1	1	16 H.
															31

Die nach Dezennien vorgenommene Gruppeneinteilung soll nur den Überblick erleichtern. Die größere Zahl der Bestimmungen am Einzelhirn, die beobachteten Schwankungen der Ergebnisse an den zu einer Gruppe gehörenden Hirnen und die geringe Zahl der eine „Gruppe" ausmachenden Hirne stellten für den Ergebnisbericht das einzelne Hirn ganz in den Vordergrund. Lediglich die Fetal- und Neugeborenenhirne wurden zusammengefaßt.

Es soll nun so vorgegangen werden, daß die in Tabellen und Kurven niedergelegten Ergebnisse ohne besonderen Text nacheinander vorgelegt werden. Man hat auf diese Weise die Werte zu Vergleichszwecken beisammen, vermeidet textliche Wiederholungen und greift einer zusammenfassenden Besprechung nicht vor (s. Tabelle 20—47 und Abb. 13—40).

Am Homogenat von Fetenhirnen des 4., 6. und 7. Monats waren bei Meßzeiten sowohl über etwa 30—35 min hin weder Änderungen der Viscosität noch thixotrope Effekte nachzuweisen. Auch die Verdoppelung der Substratmenge oder die Verkürzung der Zeiten des Homogenisierens (2½; 1½ min) führten zu keinem anderen Ergebnis. An den recht zerfließlichen Fetalhirnen ließ sich übrigens ohne gröbere Schädigung nur *eine* Substratart entnehmen.

Die Bestimmungen an den 2 Hirnen Neugeborener (Geburtszwischenfälle) zeigten das gleiche Resultat (Cortex und Balken). Vom 2. Monat ab ließen sich dagegen konstant die charakteristischen Abweichungen im Verhalten der Viscosität und der thixotropen Reaktionen feststellen.

Die Viscositätswerte am Homogenat aus den 3 verschiedenen Regionen erfuhren im Ablauf des Alterns wiederum deutliche, voneinander abweichende Veränderungen.

Am *Rindenhomogenat* kommt es nach anfangs flachem Anstieg und relativ niedrigen Endwerten zu einem über eine längere Zeitspanne (etwa bis Mitte des 5. Jahrzehnts) reichenden steileren Anstieg mit großteils recht hohen Endwerten. Die Kurven verlaufen dann im 5., 6. und 7. Jahrzehnt zunehmend flacher, wobei

Tabelle 20 (s. Abb. 13)

Min. Hom.Z.	Menge	Zeit 0	5	10	15	20	25	30	35	40	1:3		1:9	
5	1 g	4	6	5	6	7	5	6	5		16	3	45	9
		5	5	4	5	5	6	5	6		19	3	55	9
	2 g	6	5	5	7	6	5	5	5		15	3	44	9
2½	1 g	5	7	6	5	6	6	4	5		16	3	46	9
1	1 g	4	6	5	7	6	5	5	5		17	3	44	9

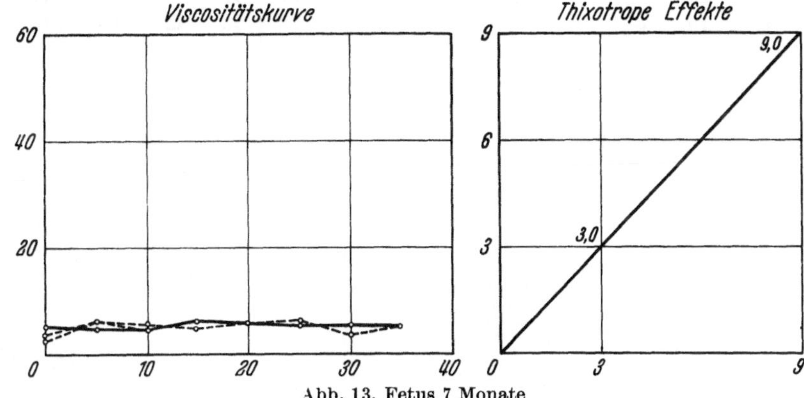

Abb. 13. Fetus 7 Monate

Tabelle 21 (s. Abb. 14)

Substrat	Min. Hom.Z.	Menge	Zeit 0	5	10	15	20	25	30	35	40	1:3		1:9	
Cortex	5	1	5	4	5	6	7	5	5	6	6	17	~3	55	9
			5	6	6	5	5	6	6	5		15	3	46	9
		2	5	4	6	5	6	5	6	5		16	3	44	~9
	2,5	1	5	6	5	4	5	6	5	5		17	3	45	9
	1,5	1	5	4	5	6	5	6	5	6		19	3	56	9
Balken	5	1	6	7	5	6	7	6	5	6		18	3	55	9
Corp. Str.	5	1	5	4	6	5	6	5	4	5		16	3	44	9

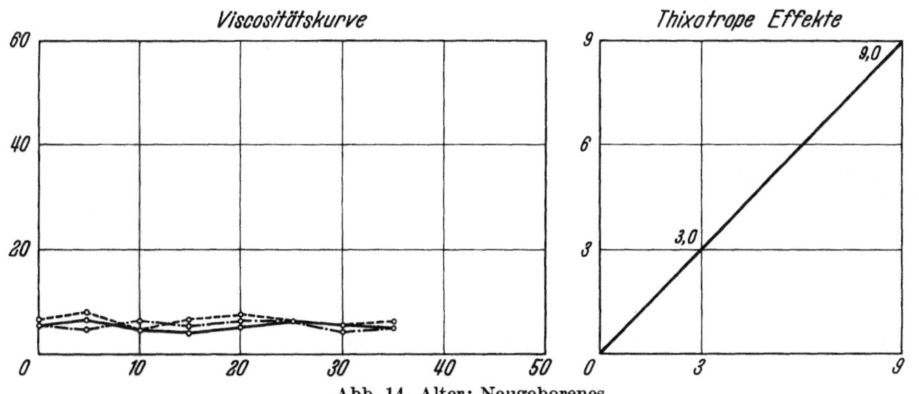

Abb. 14. Alter: Neugeborenes

Tabelle 22 (s. Abb. 15)

Substrat	Zeit										1:3		1:9	
	0	5	10	15	20	25	30	35	40	45				
Cortex	10	15	21	22	25	28	29	29	29		53	1,8	123	4,2
	12	17	20	23	25	28	32	33	32		58	1,8	142	4,4
	8	14	16	20	22	25	28	27	28		53	1,9	118	4,2
									31		60	1,9	128	4,1
Mark	8	9	9	10	—	10	—	—	10		32	3	89	9
	6	8	9	10	—	11	—	—	11		34	3	97	9
Corpus Str.	10	18	23	28	32	35	37	36	37	37	68	1,8	141	3,8
	11	19	25	30	33	35	36	37	36	36	62	1,7	141	3,9

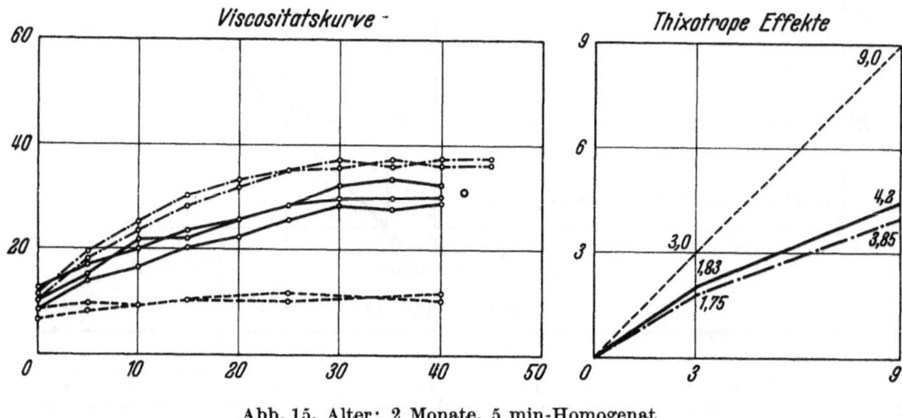

Abb. 15. Alter: 2 Monate. 5 min-Homogenat

——— Cortex —·—·— Corp. Striatum ------ Mark

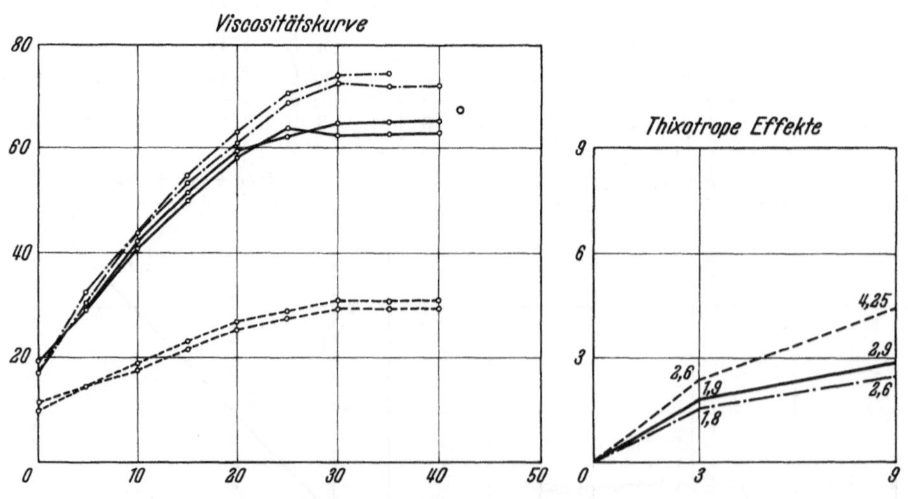

Abb. 16. Alter: 17 Jahre. 5 min-Homogenat

Tabelle 23 (s. Abb. 16)

Substrat	Zeit										1:3		1:9	
	0	5	10	15	20	25	30	35	40	45				
Cortex	17	31	42	51	60	63	65	65	65		125	1,9	189	2,9
	18	30	41	50	58	64	63	63	63		120	1,9	177	2,8
								67			129	1,9	188	2,8
Mark	12	15	19	23	27	28	30	30	30		79	2,6	129	4,3
	11	15	18	22	26	29	31	31	31		81	2,6	131	4,2
Corpus Str.	18	31	43	53	61	69	73	72	72		130	1,8	188	2,6
	17	32	43	54	62	70	74	74			134	1,8	194	2,6

Tabelle 24 (s. Abb. 17)

Substrat	Zeit										1:3		1:9	
	0	5	10	15	20	25	30	35	40	45				
Cortex	17	29	40	49	56	63	65	65	64		118	1,8	183	2,8
	16	27	41	50	58	64	66	66	65		120	1,85	185	2,85
	16	26	37	49	56	62	64	64	64		122	1,9	188	2,9
								65			117	1,8	182	2,8
								66			120	1,8	185	2,8
Mark	10	14	17	20	24	26	29	30	30	30	79	2,6	133	4,4
	10	13	15	18	21	23	26	28	29	29	78	2,7	125	4,3
	12	15	17	19	21	23	26	28	30	30	78	2,6	132	4,4
Corpus Str.	20	32	42	51	60	68	75	75	75		130	1,7	188	2,5
	21	33	44	55	63	72	77	76	76		132	1,7	198	2,6

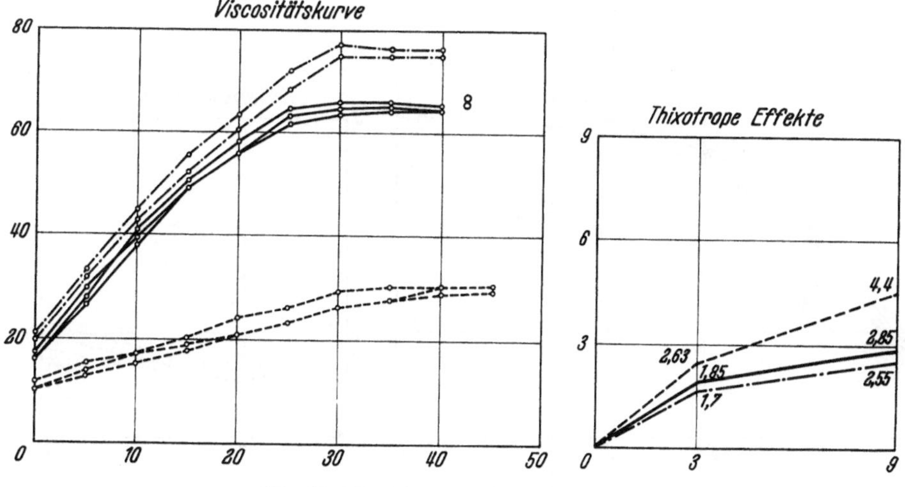

Abb. 17. Alter: 20 Jahre. 5 min-Homogenat

Tabelle 25 (s. Abb. 18)

Substrat	Zeit 0	5	10	15	20	25	30	35	40	45	1:3		1:9	
Cortex	18	30	39	47	56	61	60	61	61		111	1,8	179	2,9
	16	26	35	45	53	60	63	62	62		113	1,8	189	3,0
	16	28	38	47	55	62	64	65	65		126	1,9	198	3,0
									67		123	1,8	197	2,9
Mark	10	12	13	15	17	—	22	—	—	35	78	2,2	120	3,4
	11	12	14	15	16	—	20	—	—	31	72	2,3	110	3,5
Corpus Str.	20	35	47	58	65	68	70	70			120	1,7	191	2,7
	19	33	46	55	62	66	67	68			124	1,8	194	2,8

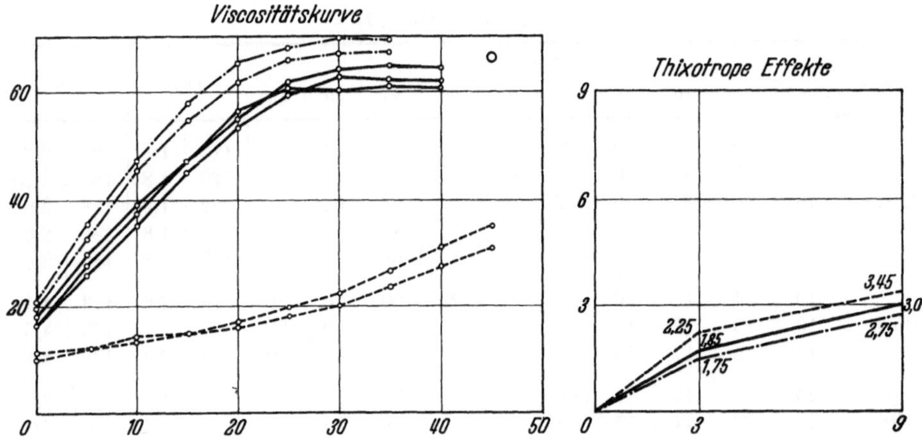

Abb. 18. Alter: 29 Jahre. 5 min-Homogenat

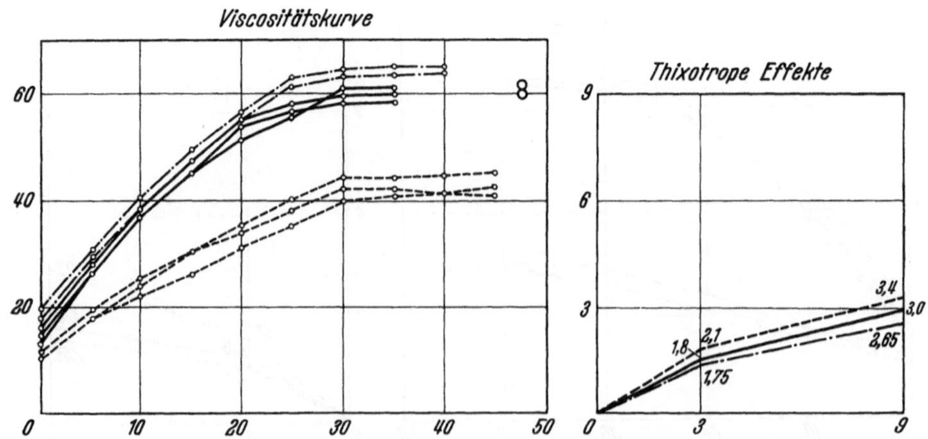

Abb. 19. Alter: 29 Jahre. 5 min-Homogenat

Tabelle 26 (s. Abb. 19)

Substrat	Zeit 0	5	10	15	20	25	30	35	40	45	1:3		1:9	
Cortex	15	27	38	46	55	58	59	59			108	1,8	180	3,0
	17	29	39	48	57	59	60	60			103	1,7	187	3,1
	14	27	38	46	52	57	62	62			112	1,8	189	3,0
								60			109	1,8	183	3,0
								62			115	1,85	190	3,0
Mark	12	18	23	27	32	36	40	—	—	43	91	2,1	147	3,4
	13	20	26	31	35	39	43	—	—	42	85	2,0	135	3,2
	12	18	25	31	36	41	45	—	—	46	102	2,2	162	3,5
Corpus Str.	18	30	39	48	56	62	65	65	65		117	1,8	175	2,7
	20	31	41	50	57	64	66	66	66		113	1,7	172	2,6

Tabelle 27 (s. Abb. 20)

Substrat	Zeit 0	5	10	15	20	25	30	35	40	45	1:3		1:9	
Cortex	16	31	43	53	61	64	63	63			122	1,9	182	2,9
	14	30	42	51	61	65	65	65			120	1,85	197	3,0
	15	29	42	49	58	63	62	62			119	1,9	185	3,0
								65			123	1,9	193	3,0
Mark	12	14	—	17	—	20	—	28	—	30	67	2,2	106	3,5
	12	13	—	15	—	18	—	23	—	24	55	2,3	82	3,4
Corpus Str.	22	32	44	53	60	65	64	64			118	1,8	181	2,8
	20	31	41	52	61	64	64	64			119	1,85	174	2,7

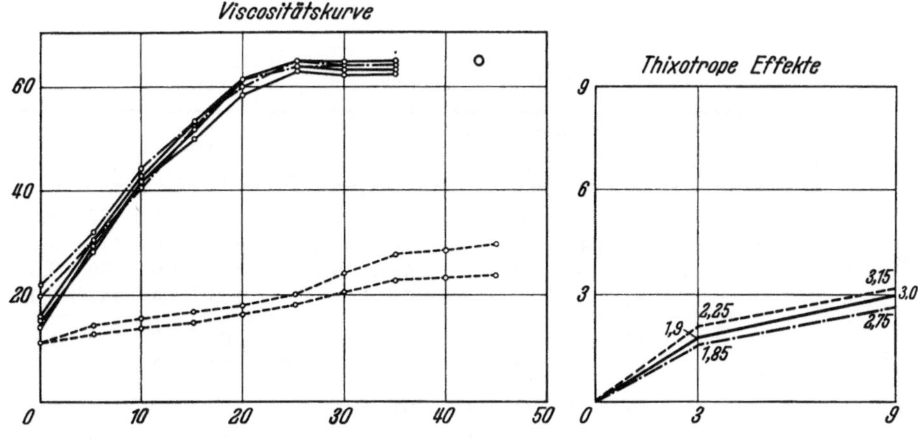

Abb. 20. Alter: 34 Jahre: 5 min-Homogenat

Tabelle 28 (s. Abb. 21)

Substrat	Zeit										1:3		1:9	
	0	5	10	15	20	25	30	35	40	45				
Cortex	15	30	42	51	58	62	63	62			113	1,8	188	3,0
	17	29	38	48	57	63	64	64			116	1,8	195	3,0
	18	31	41	50	57	61	62	61			119	1,95	189	3,1
								63			114	1,8	182	2,9
								62			115	1,85	189	3,0
Mark	10	12	—	14	—	18	—	26	—	27	60	2,2	92	3,4
	11	11	—	13	—	16	—	20	—	20	43	2,1	70	3,5
	10	13	—	16	—	19	—	24	—	25	56	2,2	86	3,4
Corpus Str.	18	30	42	53	61	67	68	67			116	1,7	175	2,6
	19	30	39	49	58	66	67	68			119	1,75	179	2,6

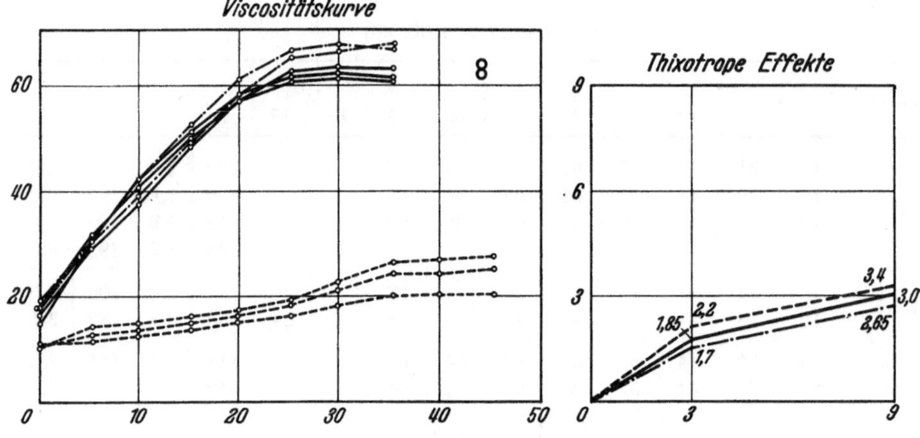

Abb. 21. Alter: 38 Jahre. 5 min-Homogenat

Tabelle 29 (s. Abb. 22)

Substrat	Zeit										1:3		1:9	
	0	5	10	15	20	25	30	35	40	45				
Cortex	18	28	35	40	45	49	52	52	52		105	2,0	167	3,2
	16	26	34	41	47	53	56	57	57		111	1,9	173	3,0
	18	28	36	44	50	56	58	59	59		114	1,9	179	3,0
								62			120	1,9	187	3,0
Mark	9	12	—	15	—	19	—	24	—	26	60	2,3	106	4,0
	8	12	—	14	—	18	—	22	—	23	56	2,4	97	4,2
Corpus Str.	18	30	40	48	55	60	62	64	64		118	1,8	181	2,8
	16	29	37	45	52	58	63	62	62		115	1,85	169	2,7

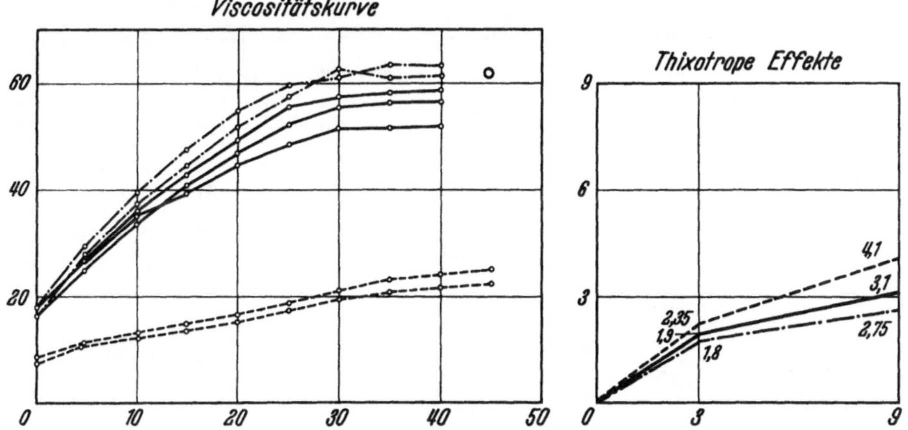

Abb. 22. Alter: 42 Jahre. 5 min-Homogenat

Tabelle 30 (s. Abb. 23)

Substrat	Zeit 0	5	10	15	20	25	30	35	40	45	1:3		1:9	
Cortex	15	26	34	39	45	49	52	53	53		108	2,0	158	3,0
	16	25	35	42	48	52	54	55	54		107	2,0	168	3,1
	16	25	34	41	49	53	56	54	55		112	2,0	164	3,0
								59			120	2,0	174	2,9
								57			112	2,0	173	3,0
Mark	8	10	—	14	—	17	—	20	—	23	60	2,6	125	5,4
	9	10	—	12	—	15	—	17	—	20	53	2,65	111	5,5
Corpus Str.	18	29	38	46	52	57	59	60	60		110	1,8	165	2,7
	20	28	37	46	53	59	63	62	62		114	1,85	163	2,65

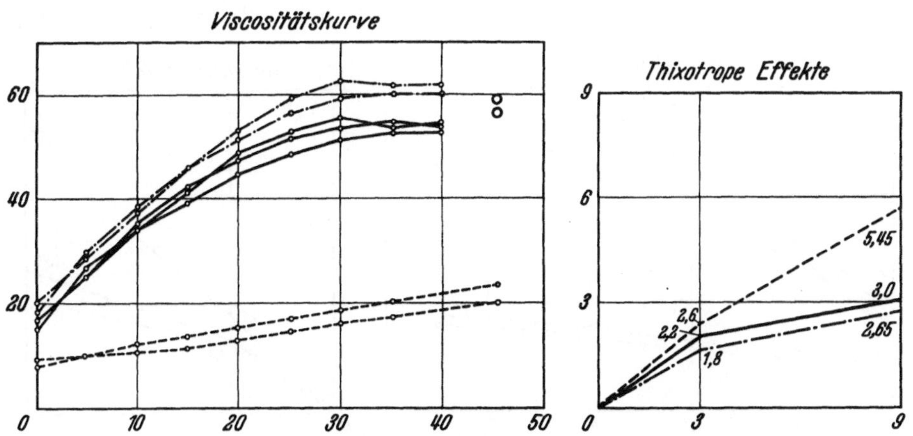

Abb. 23. Alter: 44 Jahre. 5 min-Homogenat

Tabelle 31 (s. Abb. 24)

Substrat	Zeit 0	5	10	15	20	25	30	35	40	45	1:3		1:9	
Cortex	17	26	33	38	42	45	47	49	49		100	2,0	157	3,2
	16	24	29	34	38	43	47	51	53	53	102	1,9	165	3,1
									56		111	2,0	174	3,1
Mark	7	9	—	12	—	14	—	17	—	20	55	2,7	127	6,3
	7	8	—	10	—	13	—	16	—	18	51	2,8	118	6,5
Corpus Str.	20	32	43	51	59	63	65	65			119	1,8	189	2,9
	20	30	41	50	57	61	63	63			114	1,8	190	3,0

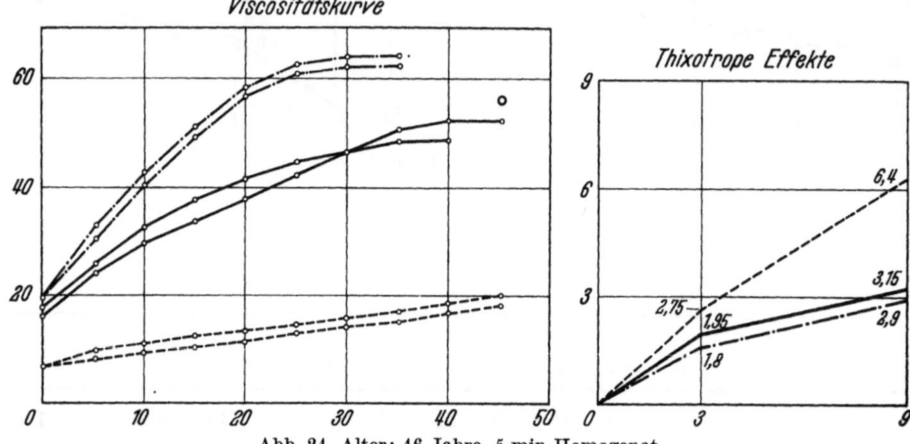

Abb. 24. Alter: 46 Jahre. 5 min-Homogenat

Tabelle 32 (s. Abb. 25)

Substrat	Zeit 0	5	10	15	20	25	30	35	40	45	1:3		1:9	
Cortex	16	22	29	34	38	40	42	45	45		95	2,1	176	3,9
	15	22	30	35	39	41	42	42	43		96	2,2	174	4,0
								47			99	2,1	185	3,9
Mark	10	10	—	11	—	13	—	16	—	17	48	2,8	127	7,5
	12	12	—	13	—	15	—	17	—	18	50	2,7	138	7,6
Corpus Str.	18	27	35	40	47	52	54	55	55		107	1,9	171	3,1
	16	25	33	38	44	48	49	50	50		97	1,9	161	3,2

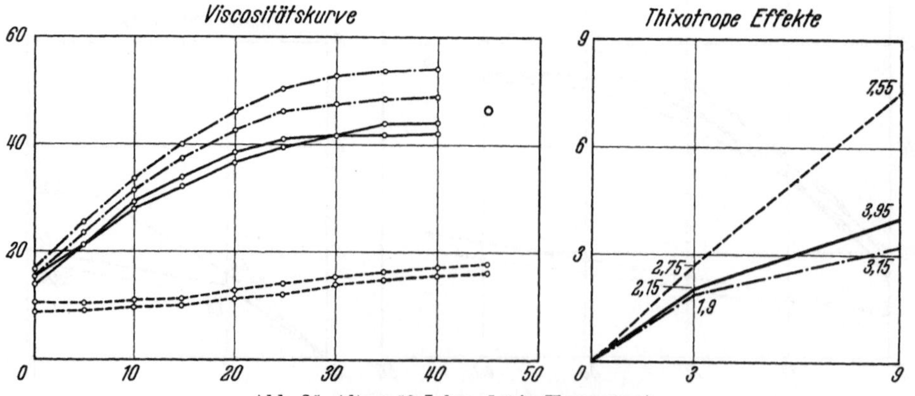

Abb. 25. Alter: 53 Jahre. 5 min-Homogenat

Tabelle 33 (s. Abb. 26)

Substrat	Zeit 0	5	10	15	20	25	30	35	40	45	1:3		1:9	
Cortex	16	23	27	31	34	37	38	37	38		80	2,1	155	4,0
	17	25	30	33	36	38	39	39	40		85	2,1	157	3,9
	16	25	32	36	38	39	40	41	41		91	2,2	169	4,1
								47			99	2,1	171	4,0
Mark	7	7	—	8	—	11	—	13	—	14	35	2,6	107	7,6
	8	9	—	10	—	12	—	15	—	15	42	2,8	118	7,8
Corpus Str.	18	30	38	44	49	52	53	54	55		102	1,85	177	3,2
	20	35	43	49	52	54	55	57	58		113	1,9	186	3,2

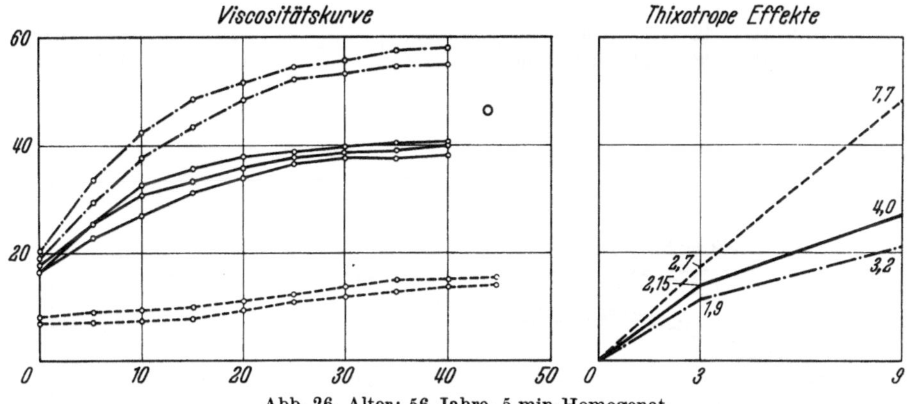

Abb. 26. Alter: 56 Jahre. 5 min-Homogenat

Tabelle 34 (s. Abb. 27)

Substrat	Zeit 0	5	10	15	20	25	30	35	40	45	1:3		1:9	
Cortex	18	25	30	34	37	39	41	42	42		89	2,1	161	3,8
	16	24	31	36	40	43	45	44	44		93	2,1	172	3,9
									50		103	2,05	192	3,8
Mark	10	11	—	13	—	14	—	16	—	17	46	2,7	128	7,5
	11	12	—	12	—	13	—	17	—	16	46	2,8	125	7,8
Corpus Str.	20	31	41	48	54	57	56	56			109	1,9	175	3,1
	20	30	40	49	55	56	55	55			107	1,95	176	3,2

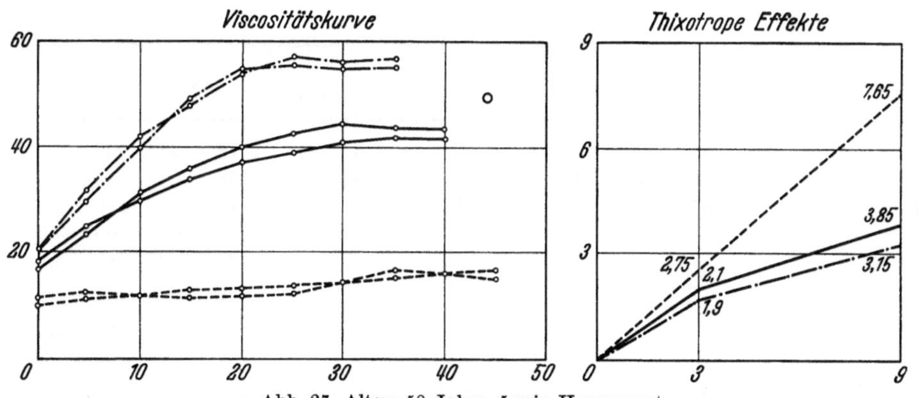

Abb. 27. Alter: 58 Jahre. 5 min-Homogenat

Tabelle 35 (s. Abb. 28)

Substrat	Zeit										1:3		1:9	
	0	5	10	15	20	25	30	35	40	45				
Cortex	19	31	40	45	49	51	53	54	54		109	2,0	190	3,5
	17	30	40	44	48	51	53	52	52		106	2,0	179	3,4
	17	29	40	46	50	52	54	55	54		107	2,0	186	3,4
									57		111	1,9	178	3,1
									58		113	1,9	187	3,2
Mark	8	10	—	12	—	15	—	18	—	19	48	2,5	128	6,7
	7	8	—	10	—	12	—	14	—	16	42	2,6	103	6,4
Corpus Str.	20	34	42	50	56	57	58	59			115	1,9	178	3,0
	19	31	43	52	58	59	60	60			117	1,9	187	3,1

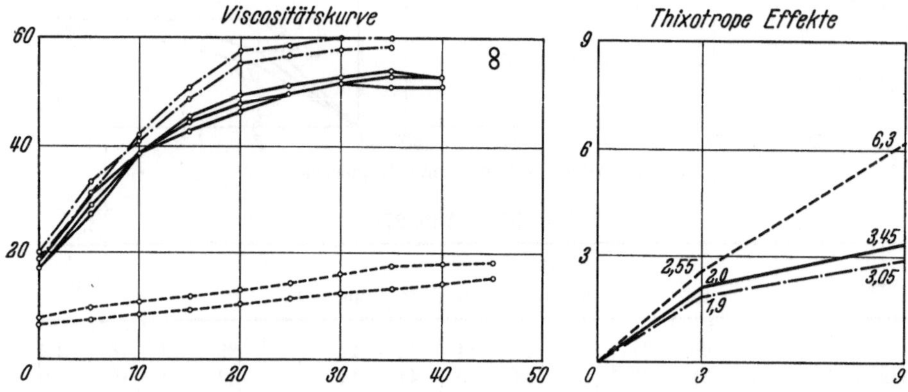

Abb. 28. Alter: 59 Jahre. 5 min-Homogenat

Tabelle 36 (s. Abb. 29)

Substrat	Zeit										1:3		1:9	
	0	5	10	15	20	25	30	35	40	45				
Cortex	27	32	36	40	43	45	47	48	48		116	2,4	202	4,2
	25	29	33	36	39	40	43	45	46		108	2,35	189	4,1
	25	30	34	37	41	43	45	46	47		114	2,4	198	4,2
									57		126	2,2	200	3,5
									59		133	2,25	215	3,6
Mark	8	8	—	9	—	10	—	12	—	13	38	2,9	108	8,3
	7	7	—	8	—	9	—	10	—	10	28	2,8	84	8,4
Corpus Str.	16	28	38	46	51	58	62	61	61		123	2,0	196	3,2
	19	30	39	47	54	59	62	63	63		124	1,95	203	3,2

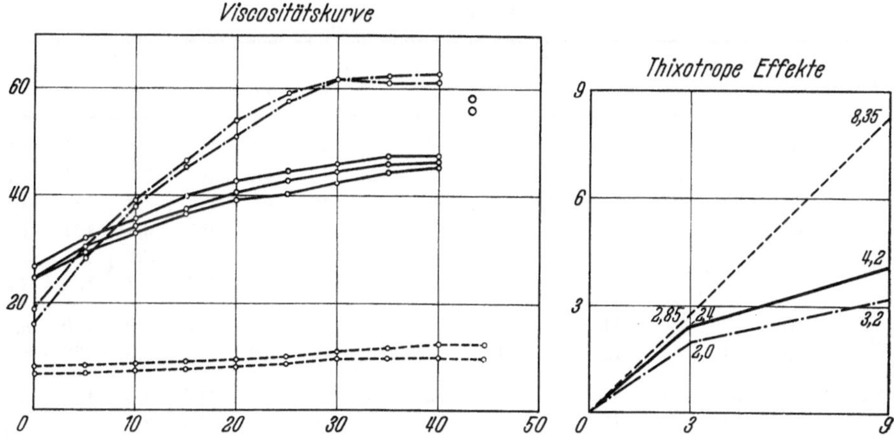

Abb. 29. Alter: 61 Jahre. 5 min-Homogenat

Tabelle 37 (s. Abb. 30)

Substrat	Zeit 0	5	10	15	20	25	30	35	40	45	1:3		1:9	
Cortex	22	26	29	32	34	37	39	40	41	41	95	2,3	178	4,3
	23	28	32	34	37	40	42	43	44	45	110	2,4	199	4,4
	22	26	30	33	36	38	40	41	42	43	105	2,4	181	4,2
	24	29	34	37	39	41	43	45	46	46	112	2,4	198	4,3
										55	116	2,1	189	3,4
										57	126	2,2	207	3,6
Mark	7	8	—	9	—	10	—	12	—	13	38	2,9	107	8,2
	8	7	—	8	—	9	—	13	—	13	37	2,8	108	8,3
Corpus Str.	18	30	39	45	49	52	53	53			102	1,9	176	3,3
	18	30	38	46	51	54	55	55			104	1,9	177	3,2

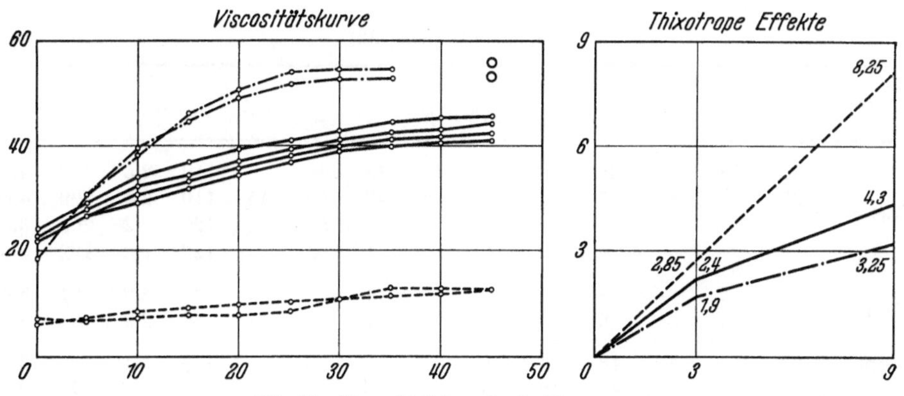

Abb. 30. Alter: 61 Jahre. 5 min-Homogenat

Tabelle 38 (s. Abb. 31)

Substrat	Zeit 0	5	10	15	20	25	30	35	40	45	1:3		1:9	
Cortex	30	33	36	36	39	41	43	44	44	44	106	2,4	185	4,2
	28	31	32	34	37	39	41	42	43	43	105	2,4	181	4,2
	28	32	35	38	41	43	44	45	46	46	111	2,4	189	4,1
	28	31	35	38	42	43	44	44	44	44	107	2,4	181	4,1
									54		119	2,2	185	3,4
									55		127	2,3	188	3,5
Mark	10	13	—	14	—	15	—	17	—	18	53	2,9	150	8,3
	9	11	—	12	—	14	—	15	—	16	47	2,9	132	8,2
Corpus	21	32	41	48	51	52	53	53	53		107	2,0	170	3,2
Str.	22	31	39	45	49	50	51	51	51		108	2,1	165	3,2

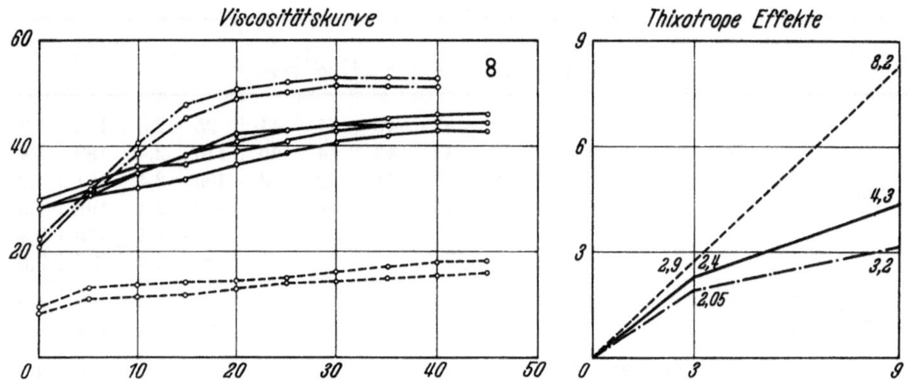

Abb. 31. Alter: 63 Jahre. 5 min-Homogenat

Tabelle 39 (s. Abb. 32)

Substrat	Zeit 0	5	10	15	20	25	30	35	40	45	1:3		1:9	
Cortex	30	34	36	38	39	40	42	43	44		110	2,5	199	4,5
	29	32	35	37	39	41	42	43	45	45	110	2,4	209	4,6
									57		126	2,2	200	3,5
									55		122	2,2	192	3,5
Mark	7	7	—	8	—	10	—	11	—	12	35	2,9	101	8,4
	7	7	—	8	—	9	—	11	—	11	32	2,9	94	8,5
Corpus	23	34	42	48	54	55	55	56	56		118	2,1	181	3,2
Str.	22	32	40	47	52	54	54	55	54		119	2,2	173	3,2

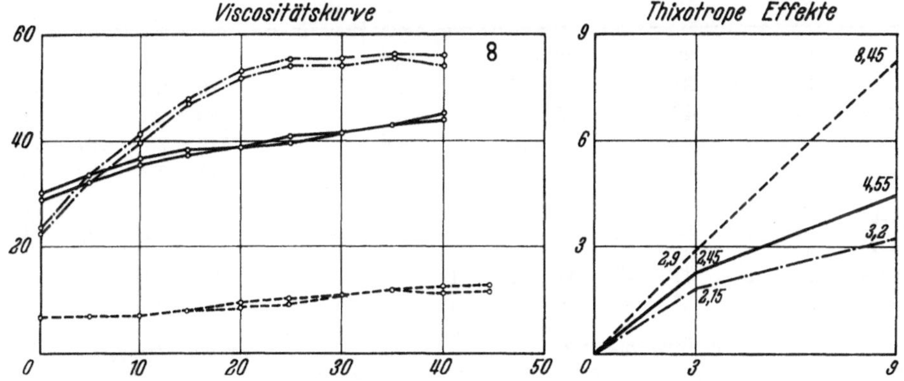

Abb. 32. Alter: 65 Jahre. 5 min-Homogenat

Tabelle 40 (s. Abb. 33)

Substrat	Zeit										1:3		1:9	
	0	5	10	15	20	25	30	35	40	45				
Cortex	27	30	32	34	36	37	39	41	42	42	106	2,5	189	4,4
	29	32	35	38	40	42	44	45	45		109	2,4	205	4,5
									50		110	2,2	171	3,4
									53		117	2,2	186	3,5
Mark	8	8	—	10	—	11	—	12	—	13	39	3,0	118	9,0
	7	7	—	8	—	10	—	10	—	11	34	3,0	102	9,0
Corpus	23	33	41	48	53	52	52				110	2,1	168	3,2
Str.	20	32	46	50	53	54	54				119	2,2	179	3,3

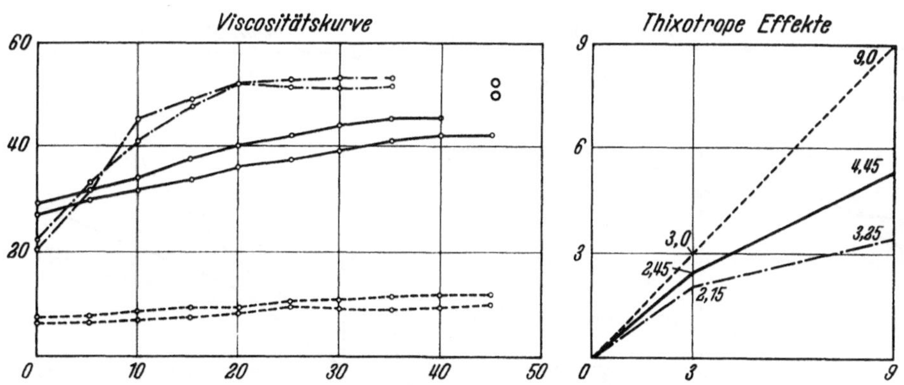

Abb. 33. Alter: 69 Jahre. 5 min-Homogena t

Tabelle 41 (s. Abb. 34)

Substrat	Zeit										1:3		1:9	
	0	5	10	15	20	25	30	35	40	45				
Cortex	45	40	37	35	33	32	32	32			83	2,6	158	4,9
	43	39	37	34	32	30	31	30			76	2,5	152	5,0
	45	42	40	37	35	34	33	33			80	2,4	163	4,9
								48			112	2,3	187	3,9
								46			111	2,4	189	4,1
Mark	10	13	—	15	—	16	—	17	—	18	53	2,9	155	8,6
	9	11	—	13	—	15	—	14	—	15	46	3,0	133	8,8
Corpus	20	28	37	43	47	48	49	49			97	2,0	153	3,1
Str.	22	29	37	41	46	49	51	50			106	2,1	158	3,1

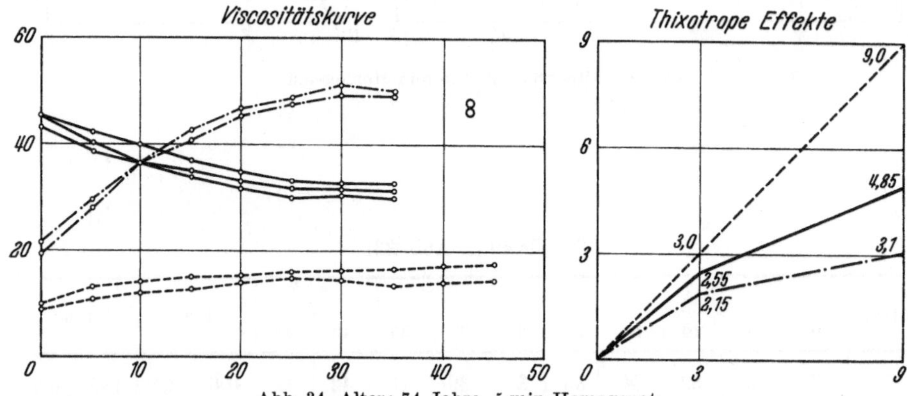

Abb. 34. Alter: 74 Jahre. 5 min-Homogenat

Tabelle 42 (s. Abb. 35)

Substrat	Zeit										1:3		1:9	
	0	5	10	15	20	25	30	35	40	45				
Cortex	26	29	31	32	34	36	38	39	40	40	98	2,4	173	4,3
	27	29	33	35	37	39	41	42	42	42	102	2,4	186	4,4
								54			120	2,2	208	3,8
Mark	6	7	—	7	—	9	—	11	—	12	35	2,9	107	~9,0
	7	7	—	8	—	9	—	10	—	10	31	3,0	89	8,9
Corpus	20	31	40	47	52	55	54	54	54		115	2,1	174	3,2
Str.	22	32	40	46	50	53	55	55	55		118	2,1	183	3,3

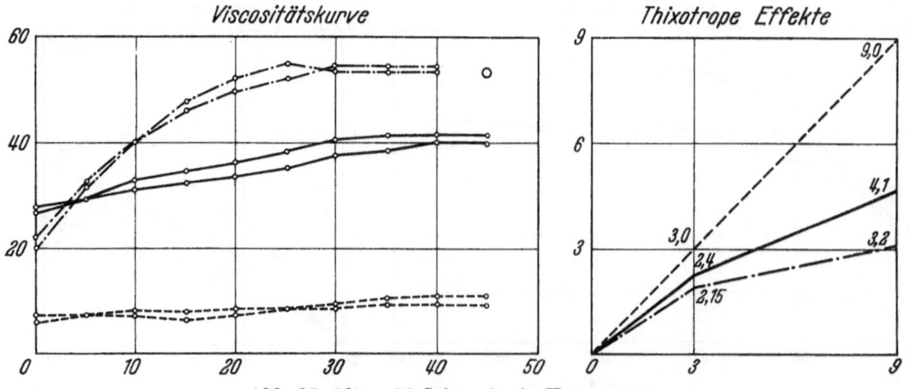

Abb. 35. Alter: 74 Jahre. 5 min-Homogenat

Tabelle 43 (s. Abb. 36)

Substrat	Zeit										1:3		1:9	
	0	5	10	15	20	25	30	35	40	45				
Cortex	46	43	41	38	36	35	34	34			90	2,6	168	4,9
	44	41	38	35	34	33	33	33			87	2,6	173	5,2
	44	41	39	37	35	34	34	34			89	2,6	169	5,0
							50				122	2,4	192	3,8
Mark	10	11	—	12	—	13	—	14	—	15	44	~3,0	137	~9,0
	8	9	—	10	—	10	—	10	—	11	34	~3,0	98	9,0
Corpus Str.	25	35	43	49	54	58	60	60			128	2,1	193	3,2
	26	37	46	53	58	62	63	63			134	2,1	198	3,1

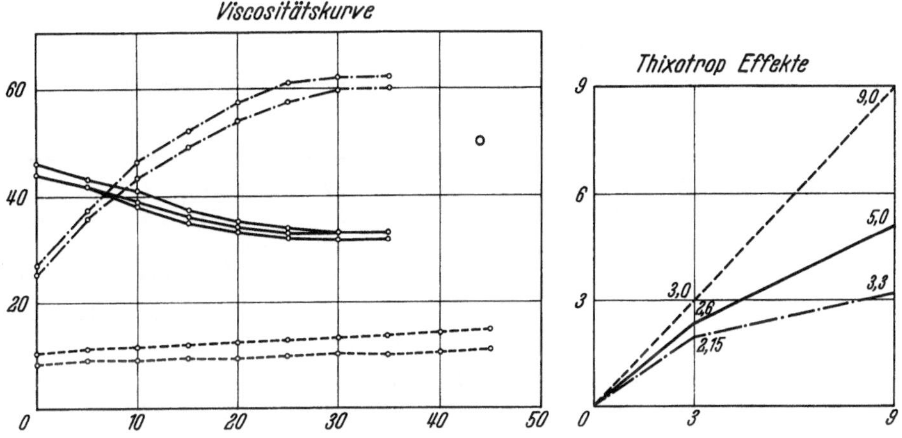

Abb. 36. Alter: 77 Jahre. 5 min-Homogenat

Tabelle 44 (s. Abb. 37)

Substrat	Zeit										1:3		1:9	
	0	5	10	15	20	25	30	35	40	45				
Cortex	55	50	44	39	36	34	33	33	33		87	2,6	162	4,9
	51	47	43	40	37	34	32	32	32		79	2,5	155	4,8
								59			144	2,4	220	3,7
							56	52	49	48				
Mark	8	8	—	7	—	8	—	10	—	11	32	3,0	100	9,0
	7	7	—	8	—	9	—	9	—	8	25	3,0	72	9,0
Corpus Str.	22	30	35	39	42	44	46	45			100	2,2	146	3,2
	25	34	40	45	47	46	46	45			98	2,1	149	3,2

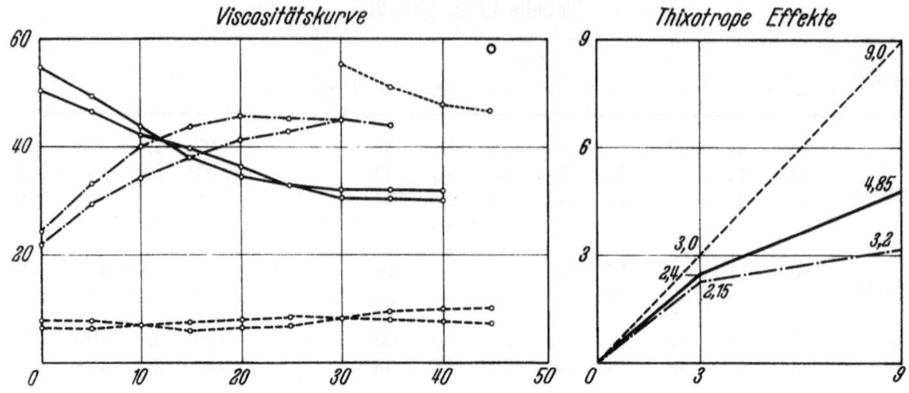

Abb. 37. Alter: 78 Jahre. 5 min-Homogenat

Tabelle 45 (s. Abb. 38)

Substrat	Zeit										1:3		1:9	
	0	5	10	15	20	25	30	35	40	45				
Cortex	44	41	39	37	35	34	33	32	32		78	2,4	133	4,1
	47	42	39	36	33	32	31	30	30		73	2,4	119	4,0
							53	48	46	44				
							54				125	2,3	212	3,9
Mark	11	10	—	12	—	13	—	15	—	16	49	3,0	142	9,0
	9	9	—	10	—	11	—	10	—	12	38	3,0	108	9,0
Corpus Str.	23	32	39	45	48	51	52	53	53		112	2,1	177	3,3
	25	35	42	47	51	53	54	54	54		120	2,2	175	3,2

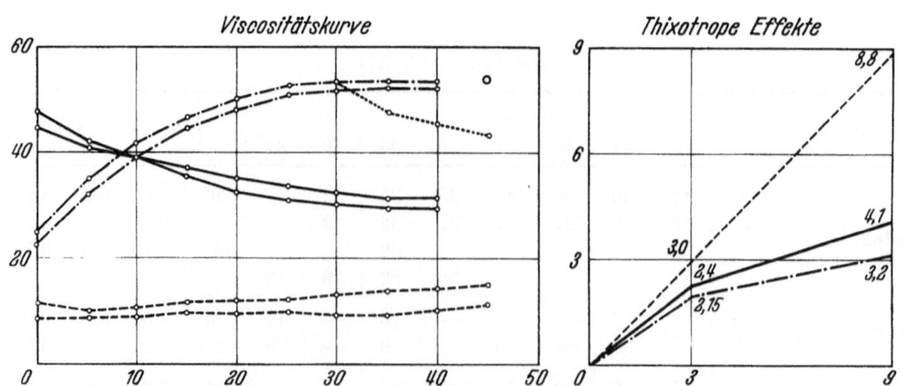

Abb. 38. Alter: 79 Jahre. 5 min-Homogenat

Tabelle 46 (s. Abb. 39)

Substrat	Zeit										1:3		1:9	
	0	5	10	15	20	25	30	35	40	45				
Cortex	59	53	48	43	39	36	34	33	33		87	2,6	164	5,0
	56	52	47	43	40	37	36	35	35		93	2,6	173	4,9
	58	53	48	42	38	37	36	35	35		91	2,6	183	5,0
	58	52	46	41	37	35	34	34	34		93	2,7	169	5,0
								56			137	2,4	221	3,9
Mark	10	9	—	10	—	12	—	13	—	13	39	3,0	120	9,0
	10	10	—	11	—	12	—	12	—	14	44	3,0	124	9,0
Corpus Str.	26	34	39	43	45	47	48	48	48		107	2,2	165	3,4
	25	35	41	46	49	50	49	49	49		104	2,1	163	3,3

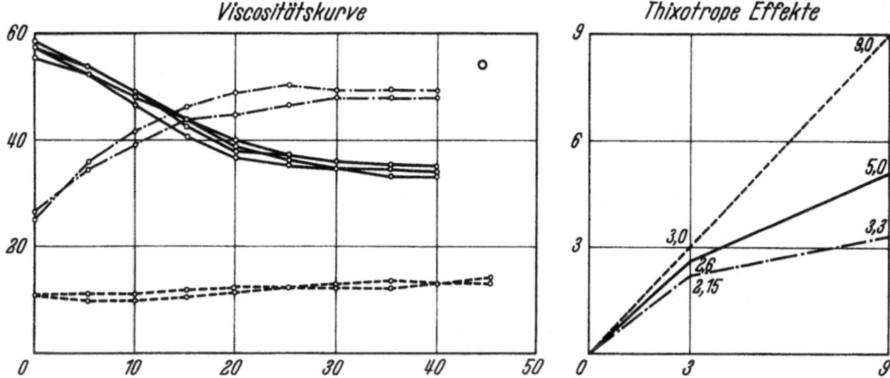

Abb. 39. Alter: 83 Jahre. 5 min-Homogenat

Tabelle 47 (s. Abb. 40)

Substrat	Zeit										1:3		1:9	
	0	5	10	15	20	25	30	35	40	45				
Cortex	50	47	43	41	39	36	34	33	33		87	2,6	169	5,1
	48	46	42	40	37	34	32	31	32		80	2,5	167	5,2
	51	47	44	41	38	36	35	34	33		89	2,7	180	5,4
	50	46	43	42	39	37	34	32	31	31	81	2,6	171	5,2
							49				119	2,4	202	4,1
							48	45	43	42				
Mark	6	6	—	8	—	10	—	11	—	12	38	3,0	109	9,0
	7	7	—	7	—	8	—	11	—	12	30	3,0	92	9,0
Corpus Str.	26	32	35	38	40	42	43	44	44		101	2,3	146	3,3
	25	33	39	43	46	45	45	45			105	2,3	154	3,4

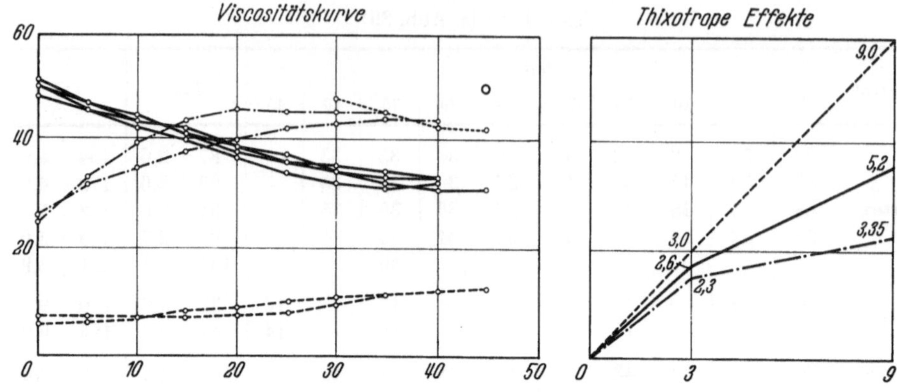

Abb. 40. Alter: 91 Jahre. 5 min-Homogenat

nicht nur die Endwerte herab-, sondern die Anfangswerte auch heraufrücken. Es ist die Spannweite der Viscositätsänderung kleiner geworden. Vom 6. Jahrzehnt ab zeigen sich dabei für einzelne Hirne stärker variierende Werte. Am Homogenat aus den ältesten Hirnen (etwa von Mitte des 8. Jahrzehnts ab) begegnet man einem umgekehrten Verlauf der Viscositätswerte. Von den relativ hohen Anfangswerten erfolgt mit den Messungen ein Abfall, wobei das System auf relativ niedrigen Werten zum Ausgleich kommt. In diesen hohen Altersklassen zeigt sich noch eine weitere, bisher unbekannte Auffälligkeit. Wiederholt man Messungen am „ausgeruhten" System, so stellt sich ganz im Gegensatz zum Verhalten bei niedrigeren Altersklassen ebenfalls ein Abfall der Werte auf ein tieferes Niveau ein. Es fällt dabei noch auf, daß die Viscositätswerte am „ausgeruhten" System nicht mehr sehr hoch über den Werten liegen, die man sofort nach Beendigung des Homogenisierens erhält. Auf die vermutliche Bedeutung dieser am Rattenhirnhomogenat nicht vermerkten Abweichungen wird noch genauer einzugehen sein.

Von besonderer Wichtigkeit sind die Effekte unter den erhöhten Drehgeschwindigkeiten. Es ist auch hierfür eine Wandlung im Alternsgang unverkennbar. Am Homogenat des Zweimonathirns ist die Reaktion bei 1 : 3 recht ausgeprägt (1,83), während sie bei 1 : 9 noch deutlich zurücksteht (4,2). Im 2. Dezennium erkennt man für beide Geschwindigkeiten die stärksten thixotropen Effekte (1,9/2,9; 1,85/2,85). Im 3., 4. und 5. Jahrzehnt bewegen sich die Werte etwa bei 2/3, um in den höheren Altersklassen heraufzurücken. Für die beiden ältesten Hirne (83 und 91 Jahre) lauten die entsprechenden Verhältniszahlen etwa 2,6/5 bzw. 2,65/5,2.

Eigentlich noch deutlicher als an den Viscositätszahlen bei niedriger Drehgeschwindigkeit (1/225 sec) treten die Schwankungen innerhalb der einzelnen Altersklassen an den thixotropen Effekten zutage. Diese Schwankungen sind gerade in den höheren Altersklassen relativ noch ausgeprägter. Wenn es sich auch vornehmlich um einzelne Hirne für die verschiedenen Altersstufen handelt, so wird man angesichts der Mehrfachbestimmungen solche Schwankungen nicht ohne weiteres als zufällig ansehen dürfen.

Trägt man die thixotropen Effekte aus allen Altersklassen wieder in ein Ordinatensystem, so läßt sich die Abfolge der sichtlich altersgebundenen Änderungen recht gut erkennen (Abb. 41). Das relativ plötzliche Einsetzen der Reaktion, die

Plateaubildung im mittleren Alter und das Nachlassen an den Hirnen etwa vom 6. Dezennium ab sind recht bemerkenswert. Die Kurve ähnelt darin weitgehend der aus Rattenhirn-Homogenat gewonnenen. Es scheint sich danach um einen für dieses physiko-chemische Verhalten allgemeineren Ablauf beim Altern des Hirns zu handeln.

Die entsprechenden Ergebnisse aus Großhirnmark und Corpus striatum bieten ein deutlich anderes Bild.

Am auffälligsten sind die Befunde vom *Großhirnmark*. Das „anomale" Verhalten scheint sich erst etwas später bemerkbar zu machen; die Viscosität ist zu Beginn der Messungen auffallend niedrig; steigt verlangsamt an; endet auch bei relativ niedrigen Werten. An den Hirnen vom 3./4. Dezennium ab müssen deshalb die Messungen bis zu 45 min ausgedehnt werden. Der Anstieg wird vom 5. Jahrzehnt ab immer verzögerter, die Endwerte jeweils niedriger. Bei all den zahlreichen Versuchen hat sich das Markhomogenat immer wieder als ein nur langsam und wenig ausgiebig sich änderndes System erwiesen. Seine thixotropen Eigenschaften zeigen sich danach auch wesentlich geringer ausgeprägt als die der Rinde. Im 3. und 4. Dezennium finden sich noch die ausgiebigsten Reaktionen (2,3/3,4; 2,1/3,4). Schon im 5. Dezennium macht sich eine recht rasche Rückbildung bemerkbar. An den Hirnen aus der 2. Hälfte des 7. Jahrzehnts fehlen praktisch die Effekte; man erhält Werte, die sehr nahe am Drehverhältnis 3:9 liegen bzw. ihnen ganz entsprechen. Diese ganz abweichende physiko-chemische Reaktionsweise kann wohl nur auf den anderen chemischen Aufbau der Marksubstanz zurückgeführt werden.

Die Viscositätsänderungen bei den hohen Drehgeschwindigkeiten nach Meßzeiten bis zu 45 min ergaben für die ganze Untersuchungsreihe die aus Abb. 41 ersichtlichen Kurven. Unter den eingehaltenen Untersuchungsbedingungen zeigt das Markhomogenat erstaunlich geringe thixotrope Eigenschaften[1]. Das bizarre Aussehen der Kurven ist nur der Ausdruck für die möglichen variablen Werte an älteren, aber altersmäßig nur wenig differenten Hirnen.

Das Homogenat von *Corpus Striatum* verhält sich unter den gleichlautenden Versuchsbedingungen wieder anders. Die charakteristischen Änderungen stellen sich früher, etwa gleichzeitig mit denen der Rinde, ein. Sie sind vom Beginn an durch einen steilen, kurzen Anstieg mit hohen Endwerten gekennzeichnet. Die Endwerte liegen sogar vorwiegend noch oberhalb der von der Rinde gewonnenen. Der Rückgang im Laufe des Alterns ist merkwürdigerweise deutlich geringer als am Rindenhomogenat, so daß die Diskrepanz zu den Viscositätswerten der Rinde mit den Jahren noch etwas ausgeprägter wird. Dieses andere Verhalten erweist sich auch hinsichtlich der thixotropen Effekte. Über den ganzen Alternsgang hin sind die jeweils niedrigsten Werte, also die ausgeprägtesten thixotropen Effekte zu erzielen. Noch an den ältesten verfügbaren Hirnen (83, 91 Jahre) ergibt sich ein Wertverhältnis von 2,2/3,3. Die Alternskurven für das Striatum-Homogenat verlaufen deshalb eindeutig flacher als für das Homogenat aus den beiden anderen Hirnsubstraten (Abb. 41).

[1] Da am Markhomogenat die Viscositätsanomalien offenbar nur sehr langsam sich entwickeln, sind bei späteren Nachuntersuchungen noch Messungen am längere Zeit „ausgeruhten" Homogenat (1—1½ Std) vorgesehen. Vermutlich erhält man dann noch etwas höhere Viscositätswerte und etwas ausgeprägtere thixotrope Reaktionen. In dieser Versuchsreihe kam es uns besonders auf die Werte bei für alle untersuchten Hirnsubstrate gleichen Meßzeiten an.

Diese Ergebnisse machen vorerst nur deutlich, daß Substrat aus verschiedenen Hirnregionen in physiko-chemischer Hinsicht sich nicht nur im Querschnitt verschieden verhält, sondern auch einen stark voneinander abweichenden Alternsgang aufweist. Die Frage liegt sogar nahe, ob nicht noch weit differenziertere Befunde dieser Art an den verschiedenen Hirnterritorien zu erheben sein werden, womit über Reaktions- und Alterungsweisen des menschlichen Hirns neue und wichtige Kenntnisse zu sammeln wären. Möglicherweise ist solches Verhalten in

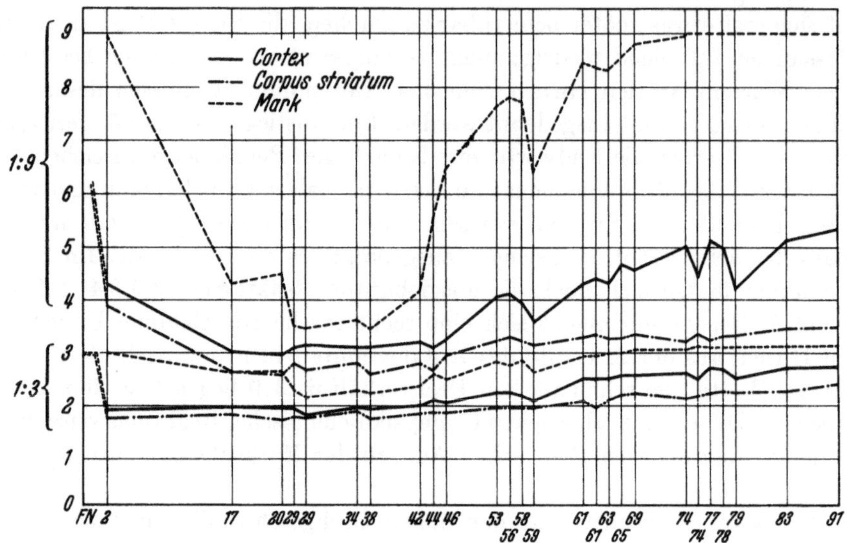

Abb. 41. Thixotrope Effekte am menschlichen Hirnhomogenat verschiedenen Alters (Meßzeiten bis zu 45 min)

weiterer Art auch topistisch gebunden. Es könnte damit für die Alterungsforschung gerade am Hirn zumindest ein bereichernder Weg erschlossen sein, zumal es sich um biologisch sehr wichtige Reaktionen des Substrates handelt. So hätte allein dieses Ergebnis über die engere Fragestellung hinaus allgemeinere Bedeutung für die Art der Hirnalterung. Die gefundenen Änderungen der entscheidenden Reaktion würden sich in zeitlicher Hinsicht gut den eingangs zusammengestellten Werten einordnen. Es wäre damit ein Baustein mehr für den Begriff der Hirninvolution gewonnen.

Die aus den Tabellen und Kurven zu ersehenden Änderungen kommen einem Erklärungsversuch der Ergebnisse auch am Homogenat menschlichen Hirns entgegen. Zunächst ist zu sagen, daß die Streubreite der Werte bei den Mehrfachbestimmungen von Substrat eines einzigen Hirnes wohl nur als methodisch bedingt angesehen werden kann. Die Werte liegen auch ungleich näher beisammen als etwa bei den Einzelbestimmungen an mehreren Hirnen von Ratten gleichen Alters. Die Kurven vermitteln sonst wieder den Eindruck, daß die thixotropen Effekte um so stärker in Erscheinung treten, je steiler (rascher) der Anstieg der Viscosität erfolgt und je höhere Endwerte erreicht werden. Diese proportionale Beziehung zur Viscosität zeigt sich — wie dies ebenso am Rattenhirnhomogenat festgestellt werden mußte — an sehr jungen und den alten Hirnen nur begrenzt. Vergleicht man auch hier etwa sich entsprechende Viscositätswerte jener Altersklassen, so stößt man auf relativ geringere thixotrope Effekte. Gerade an den Hirnen etwa vom 6. Dezennium ab, allerdings mit deutlichen Schwankungen, scheint die thixotrope Reaktion im Verhältnis zur Viscosität stärker nachzulassen. Das gewebliche Alter muß auch in dieser Versuchsreihe als der entscheidende Faktor für das Zustandekommen dieser Diskrepanz gelten, selbst wenn — wie oben ausgeführt — mehrere Faktoren an der gemessenen Viscosität des Homogenats mitwirken sollten.

Eine wie auch immer geartete Faktorenwirkung würde sicherlich selbst einer alternsabhängigen Änderung unterliegen und damit nur wieder als Funktion des Alterns aufzufassen sein. Für unsere Untersuchungen ist nicht entscheidend, durch welche Einzelfaktoren die Reaktionsänderung am alternden Gewebe zustande kommt, als daß eine solche Änderung besteht und nachweisbar wird. Die Viscositätsänderungen bis zum Ausgleich hin werden in den hohen Altersklassen bei erhöhten Anfangs- und erniedrigten Endwerten unausgiebiger, die Kurven immer flacher. Ein derartiger Anstieg der Anfangswerte war übrigens am alten Rattenhirnhomogenat noch nicht festzustellen. Die ersichtliche Differenz der Viscositätsendwerte zu den Werten am „ausgeruhten" System — die im Alter gleichfalls niedriger liegen — legt auch hier die Vermutung einer langsameren Rückbildung der bei den fortgesetzten Messungen jeweils gesetzten Störung oder besser Verformung nahe. Vielleicht kann man sogar den im 8. Jahrzehnt angetroffenen inversen Kurventyp aus dieser ganzen offensichtlich werdenden Entwicklungsrichtung heraus sehen und erklären. Die Anfangswerte der Viscosität sind noch höher, so daß die Differenz selbst gegenüber den am „ausgeruhten" System gemessenen Werten auffallend gering wird. Die durch den Vorgang der laufenden Messung gesetzten Störungen scheinen danach in der Zeit wirksamer zu sein als die Tendenz des Systems, nach dem Homogenisieren spontan in einen stärker viscösen Zustand überzugehen. Sonst wäre der Abfall der Werte nur schlecht zu erklären. Für die veränderte Reaktionslage spricht ebenso die an jüngeren Hirnen nicht vermerkte, bereits erwähnte Beobachtung eines Viscositätsabfalls bei Mehrfachmessungen am „ausgeruhten" System.

Man wird sich fragen, ob dieser inverse Verlaufstyp nicht doch etwas mit pathologischen Altersveränderungen am Gewebe zu tun haben kann. Durch die Auswahl der Hirne würde eine solche Annahme nicht gestützt werden, wenngleich eine histologische Untersuchung nicht vorlag. Dieser Verlaufstyp hebt sich aber im Grunde mehr nach seiner äußeren als nach seiner inneren Form ab, die im Längsschnitt gesehen eher den einen Pol einer an den Kurven ablesbaren Entwicklung einnimmt. Diese Entwicklung zeichnet sich wesentlich durch eine am alten Gewebshomogenat jeweils länger andauernde Verformung, d. h. durch eine langsamere Reorientierung der mechanisch beanspruchten Strukturen aus. Ganz in dieser Linie liegt der Unterschied im Ausmaß der thixotropen Reaktionen, je nachdem sie am Ende der laufenden Messung (schwächer) oder am „ausgeruhten" System (stärker) bestimmt wurden. Diese Diskrepanz war am Homogenat jüngerer Hirne eben nicht feststellbar. Der geringer werdende thixotrope Effekt am gealterten Gewebe in Zusammenhang mit den veränderten Viscositätsverhältnissen darf, allgemein gesagt, auch hier auf eine veränderte kolloidale Beschaffenheit zurückgeführt werden (Freundlich), ohne daß ins einzelne gehende Angaben darüber gemacht werden könnten. Man kann auch so formulieren, daß die nachgewiesene Änderung im „elastischen" Verhalten auf einen veränderten kolloidalen Zustand schließen läßt.

Mit dieser Annahme läßt sich die auch am alten Rattenhirnhomogenat gemachte Beobachtung einer sichtlichen Verlangsamung der thixotropen Reaktionen, einer langsameren Rückbildung in Richtung des Ausgangszustandes vereinen. An den Homogenaten mit inversem Verlauf der Viscosität, d. h. offenbar denen mit besonders langsamer Reorientierung, war wegen der stets einsetzenden Ausflockungen die volle Reversibilität nicht mehr feststellbar. Das kann jedoch noch nicht Grund genug sein, für diese Fälle den Begriff der thixotropen Reaktion nicht anzuwenden. Man kann nur sagen, daß die gerade bei den ältesten Hirnen unter wiederholter stärkerer mechanischer Einwirkung konstant einsetzende Ausflockung den Nachweis der vollen Rückbildung nicht zuläßt. Vielleicht lassen sich methodische Abwandlungen schaffen, die diesen störenden Faktor zu eliminieren vermögen, obwohl jeder weitere Eingriff selbst wieder zur Störungsquelle zu werden droht. Die getroffenen Ableitungen gelten nach den vorliegenden Ergebnissen in erster Linie für Rinden- und in anderer Form für Markhomogenat. Sie stehen in ihrer Art ganz in einer Reihe mit den Ergebnissen am Rattenhirnhomogenat, wodurch sie einen breiteren Geltungsbereich erlangt haben. Das vom Corpus Striatum gewonnene Homogenat bewahrte im Alter seine physikochemische „Elastizität" besser, obwohl ein Rückgang, ein Verlust auch für dieses Substrat deutlich erkennbar wird. Für unsere Zwecke entscheidet vorerst der Effekt, daß bestimmte physiko-chemische Phänomene am tierischen wie am menschlichen Hirnhomogenat einen deutlich alternsabhängigen Ablauf zeigen und daß weiterhin besonders das Homogenat sehr junger und alter Hirne die nennenswertesten Abweichungen zeigt. Es ist damit — wenn auch nur für einen engeren, aber biologisch sicher wichtigen Bereich — die andere Reaktionsfähigkeit alternden Hirngewebes erwiesen, und zwar in einer Art, die unseren Vorstellungen über derartige Reaktionen am wasserärmeren, verdichteten und geschrumpften Gewebe recht gut entspricht. Es muß jetzt unsere Aufgabe sein zu prüfen, ob und in welcher Weise eine Beziehung zu unseren klinischen Beobachtungen hergestellt werden kann. Immerhin stehen den Abweichungen auf klinischer Seite solche im physikochemischen Reaktionsbereich gegenüber.

IV. Diskussion der klinischen und experimentellen Befunde

Die gewonnenen experimentellen Ergebnisse geben unseren klinischen Beobachtungen und Überlegungen einen Rückhalt. Im klinischen Raum allein verlieren die Ableitungen, so berechtigt sie sein mögen, nie ganz den Charakter von Behauptungen. Die Vergleichsmöglichkeiten sind bei aller aufzuwendenden Sorgfalt und Erfahrung beschränkt. Um so wertvoller müssen uns experimentelle Befunde über Reaktionsabwandlungen im normalen Alternsgang von Hirngewebe werden. Sie können über die rein morphologischen Daten hinaus die Basis für das klinische Anliegen verbreitern und gleichzeitig ein objektiver Maßstab für klinische Aussagen sein.

Der an die Thixotropie-Hypothese von Hallervorden und die Versuche von Quadbeck angelehnte Untersuchungsgang hat sich als sehr fruchtbar erwiesen. Es leitete uns dabei der Gedanke, daß für unser — mit der Commotio cerebri und der Hirnalterung befaßtes — Thema gerade die konsequente Untersuchung physiko-chemischer Reaktionen erfolgversprechend sein müsse. Wir haben uns darin nicht getäuscht, und wir konnten auch Befunde erheben, die über das Thema hinaus von einigem Belang sind. Die Thixotropie-Hypothese, d. h. die Vorstellung, daß das akute und reversible cerebrale Geschehen bei der anatomisch spurlos bleibenden Commotio cerebri etwas mit einer akuten und reversiblen Zustandsänderung der kolloidal wirksamen Feinstruktur zu tun habe, hatte durch 2 Untersuchungsergebnisse an Wahrscheinlichkeit gewonnen: Das eine Ergebnis zeigte die Größenordnung der überhaupt zu einer Commotio erforderlichen Beschleunigungskräfte (SCHNEIDER; DENNY-BROWN u. RUSSEL; DOW, ULETT u. RAAF). Dem könnte die Feststellung über die Größenordnung der Kräfte entsprechen, die in der Lage sind, die erforderlichen Zustandsänderungen an solchen Feinstrukturen hervorzurufen (MARSLAND u. BROWN). Das andere Ergebnis liegt in dem momentanen Erlöschen der elektrisch meßbaren Hirntätigkeit bei der Commotio cerebri einerseits, dem engen Verflochtensein von physiko-chemischem Zustand kolloidaler Feinstruktur und elektrischen Ladungsverhältnissen andererseits. Die Rückführung der Commotio-Wirkung auf einen das Gesamthirn betreffenden flüchtigen und reversiblen physiko-chemischen Effekt scheint jedenfalls vieles unserem Verständnis näher zu bringen, als dies andere Vorstellungen vermocht haben. Wir haben keine Commotio-Experimente im eigentlichen Sinne durchgeführt — die aus verschiedenen Gründen nicht einmal zweckmäßig gewesen wären —, sondern wir sind dem Alternsgang bestimmter physiko-chemischer Reaktionen am menschlichen und tierischen Hirnhomogenat nachgegangen.

Ein Vergleich oder eine einfache Gegenüberstellung von klinischen Feststellungen und experimentellen Ergebnissen am Gehirn ist aus leicht ersichtlichen Gründen nicht möglich. Es ist aber jetzt der Versuch statthaft, nach Beziehungen zwischen bestimmten klinischen Erscheinungen und physiko-chemischen Reaktionseigentümlichkeiten des Hirnhomogenats zu fragen. Ein solcher Versuch wird uns durch die über die ganze Alternsskala hin festgelegten Reaktionsabläufe, genauer durch ihre dabei in Erscheinung tretenden Veränderungen nahegelegt. Unser Hauptinteresse gilt dem „elastischen" Verhalten — wozu nach FREUNDLICH die immer reversible thixotrope Reaktion zu zählen ist —, weniger zunächst der Entwicklung der Viscositätsverhältnisse, obwohl altersabhängige Veränderungen bei beiden physiko-chemischen Phänomenen eintreten. Im „elastischen" Verhalten zeichnet sich jedoch der für unsere Ableitungen ungleich wichtigere Anteil ab.

Es ist nun zweifellos von großer Bedeutung, daß das Ausmaß gerade dieser Reaktion am Homogenat älterer menschlicher und tierischer Hirne geringer, sozusagen die Amplitude der thixotropen Reaktion niedriger wird, und diese Veränderung mit einer verzögerten Rückbildung aus der erlittenen Verformung verbunden ist. Am Homogenat jüngerer Hirne zeigte sich die Reaktion ausgiebiger, mit höherer Amplitude und einer trotzdem rascher vor sich gehenden Rückbildung. Man kann dieses mit Ansteigen des Gewebsalters noch deutlicher hervortretende Verhalten nur als Zeichen verminderter „Elastizität" des älteren Gewebes auffassen. Wir kommen damit im Ergebnis zu verschiedenen Graden thixotroper Reaktionen, die verschiedenem geweblichen Alter zuzuordnen sind. Die Eigenschaft der Reversibilität gehört dabei zum Begriffsinhalt der Thixotropie, worauf auch HALLERVORDEN in seiner letzten Arbeit verwies. Eine „irreversible" Thixotropie sprengt den Begriff. Dort, wo anatomisch nachweisbare traumatische Läsionen gefunden werden, ist dieser Begriff eben nicht mehr anwendbar. Was kann unser experimentelles Ergebnis für die klinischen Beobachtungen besagen? Angesichts des schwierigen Themas wird man nur gut tun, die Vergleiche begrenzt zu halten und vorschnelle Schlußfolgerungen zu vermeiden.

Das Commotio-Syndrom gilt als klinische Äußerung des primären geweblichen Vorganges, der nach der auch von uns vertretenen Auffassung eine akute, reversible physiko-chemische Zustandsänderung darstellt. Wenn nun klinische wie physiko-chemische Änderungen im höheren Alter feststellbar werden, so ist auch eine Beziehung zwischen beiden Reihen aufstellbar. Wir wissen freilich nichts darüber, wie die Zuordnungen zwischen Grad der geweblichen Beeinträchtigung und klinischem Symptom (Art, Stärke, Dauer) im einzelnen beschaffen sind. Der minder ausgiebigen thixotropen Reaktion könnte aber sehr wohl auf klinischer Seite das entsprechen, was wir als Blässe, Einengung und Unvollständigkeit des Syndroms bezeichneten. Mit dieser Aussage ist unsere Wissensgrenze nicht überschritten und doch dem Naheliegenden Ausdruck gegeben. Das wenig profilierte Kommotionssyndrom im höheren Alter wäre dann trotz aller erscheinungsbildlichen Ähnlichkeit nicht mehr ganz gleichbedeutend dem „leichten" Kommotionssyndrom zurückliegender Jahre. Dies könnte es nur bei gleichgebliebener Reaktionslage sein, die jedoch inzwischen eine Änderung erfahren hat. Es zeichnete sich damit bereits eine Verschiebung im Normbegriff „Kommotionssyndrom" und die Notwendigkeit eines engeren Altersbezuges im Sinne einer Altersnorm ab. Meist entsprach auch die weitere Kommotionswirkung in diesen Fällen nicht dem Bilde von „leichten", sondern durchaus von „durchschnittlichen" Kommotionen. Wir meinen, daß die beschriebene Lockerung, die Disharmonie im Gefüge der Commotiowirkung, in erster Linie auf diese veränderte Norm des Kommotionssyndroms im Alter zurückgeht. Es wird sichtlich schwerer, von der Erscheinungsweise des Kommotionssyndroms auf die Schwere der Commotio zu schließen, womit eine Irrtumsquelle aufgedeckt wird.

Die weitere klinische Beobachtung, daß im hohen Alter die Stelle der vollen Bewußtlosigkeit mehr von protrahierten Benommenheitszuständen eingenommen wird, ließe sich mit dem experimentellen Befund einer noch stärker verminderten thixotropen Reaktion und einer jetzt auch klinisch durchdringenden, deutlich verzögerten Rückbildung in Parallele setzen. Hierin würde nach unseren Erfahrungen noch keine pathologische Reaktion zu sehen sein.

Wenn wir im Experiment zum Teil recht variablen Befunden an altersverwandten Hirnen begegneten (S. 92), so kommt dies dem klinischen Tatbestand der individuellen Alterung und davon abhängigen Reaktionsvarianten entgegen.

In der graduell sich vermindernden und mit verzögerter Rückbildung einhergehenden thixotropen Reaktion alten Hirngewebes — gleichbedeutend mit geringerer Elastizität — sehen wir keinen Vorteil, sondern einen Nachteil für das Gewebe. Allein die verzögerte Reorientierung der im alten Gewebe verfestigten thixotropiefähigen Strukturen wäre Anlaß zu dieser Behauptung. Davon abgesehen bleibt zu überlegen, ob infolge der verminderten Strukturelastizität bei Einwirken der gleichen Stoßkraft der Bereich der thixotropen Reaktion nicht früher überschritten und irreversibler geweblicher Schaden leichter entstehen kann. Wir können hierzu noch keinen eigenen Beitrag geben, denn wir vermieden um der Einheitlichkeit des Ausgangsmaterials willen die Einbeziehung von Hirnkontusionen. Es wird jedoch an die Feststellungen früherer Bearbeiter (SCHWARZACHER; REUTER; SJÖVALL; HELLENTHAL) erinnert, die am alternden Hirn eine absolute Zunahme geweblicher Schäden vorfanden, zum Teil gegen ihre eigenen, theoretisch unterbauten Erwartungen (HELLENTHAL). HELLENTHAL stellte bekanntlich die Frage, ob dieser Umstand durch bessere Fortleitung der Stoßwellen oder durch erhöhte Vulnerabilität des Hirngewebes zu erklären sei. Er verwendete in seiner Frage sogar den Begriff einer verminderten Gewebselastizität, der auf dem Hintergrund unserer Untersuchungen schärfere Konturen erhält. Wenn sich bei neuen, in diese Richtung gehenden Untersuchungen die Meinung der angeführten Autoren bestätigen sollte — wir halten dies für sehr wahrscheinlich —, so würden wir der altersabhängigen geweblichen Strukturänderung den ersten Platz vor anderen eventuell zu berücksichtigenden ursächlichen Faktoren (veränderte physikalische Verhältnisse im Schädelinnenraum) einräumen. Die regionalen Unterschiede im Ausmaß der thixotropen Reaktionen scheinen uns dabei von Bedeutung zu werden.

Mit der von den klinischen Beobachtungen her veranlaßten Frage, ob auch die posttraumatischen Zustandsbilder von der geweblichen Wandlung beeinflußt werden können, ergeben sich neue und ungewohnte Schwierigkeiten. Seit FRIEDMANN gilt das posttraumatische Beschwerdebild wesentlich als vasomotorischer Symptomenkomplex, für den ohne klare Scheidungsmöglichkeit sowohl eine zentrale (Vasomotorenzentrum) als auch eine periphere (Strombahn) Herkunft unterstellt wird. Für das höhere Lebensalter wird allgemein eine längere Dauer dieses Beschwerdekomplexes angenommen, weil man dem älteren Hirn ein „vermindertes Ausgleichsvermögen" zubilligt. Obwohl man hierüber keine genaueren Vorstellungen entwickelt hat, kann mit dieser üblichen Formulierung nur ein vermindertes Ausgleichsvermögen zwischen cerebralem Gefäßsystem, d. h. der Kreislauffunktion und dem Gewebe gemeint sein.

Die Vermutung liegt nahe, daß die allgemein ungünstiger werdende, eingeengte Kreislaufsituation etwa ab Mitte des 6. Jahrzehnts („physiologische Insuffizienzgrenze" nach WEZLER u. BÖGER) auch für die Ausregulierung von Störungen am cerebralen Teilkreislauf — der er trotz aller Sondereinrichtungen bleibt — nicht ganz ohne Auswirkung bleiben wird. Das alternde Gewebe selbst wird aber, wie die weitere Überlegung zeigt, in zweifacher Hinsicht für die Gestaltung des posttraumatischen Syndroms bedeutsam: einmal als Vasomotorenzentrum selbst und zum anderen als Erfolgsorgan der cerebralen Gefäß- und Kreislauffunktion; denn für diese Funktion ist das Hirn Zentralorgan und Peripherie zugleich. Jedenfalls wird man im posttraumatischen Syndrom des älteren oder alten Hirntraumatikers das entscheidende vasomotorische Element schon nach diesen Überlegungen nicht mehr nur von der veränderten Kreislaufperipherie, sondern eben auch vom altersveränderten Gewebe her — in doppeltem Sinne — betrachten müssen. Das scheint uns der neue, bisher nicht oder nur ungenügend berücksichtigte Aspekt zu sein, der durch unsere Befunde Gewicht erhält. Damit erweist unsere obige Frage nur ihre prinzipielle Berechtigung. Wir können dann auch nicht an unseren klinischen Beobachtungen vorbeigehen, die erst unter diesem Aspekt einer Erklärung zugänglich werden. Die recht unerwartete Abnahme der nur protrahiert abklingenden, dem „verzögerten Ausgleichsvermögen" entsprechenden Verläufe im hohen Alter einerseits, die Zunahme von klinisch immer karger werdenden, kurzfristigen

Zustandsbildern und akuten Abbrüchen andererseits konnten klinisch nicht ausschließlich mit der Markierung „physiologisch“ oder „pathologisch“ abgetan werden. Wir hatten vielmehr den Eindruck, als ob neben und unabhängig von der jeweiligen prätraumatischen cerebralen Beschaffenheit in diesem Sichverlieren der sonst gewohnten Beschwerde- und Zustandsbilder, dem Hervortreten eines „Entweder-Oder“ der Verläufe auch eine Reaktionstendenz des alten Gewebes sich abzeichnen könnte. Dem klinischen Blick schien sich — von allen Ausnahmen und Überschneidungen einmal abgesehen — überhaupt etwas wie eine Entwicklungsrichtung der Verläufe darzubieten, die von den durchschnittlich noch „normalen“ des 6. Jahrzehnts über die nur verzögert abklingenden des 7. und Anfang des 8. Jahrzehnts bis zu den eigenartig starren, eingeengten, einem „Entweder-Oder“ unterstehenden Verlaufstyp der höchsten Jahrzehnte reichte. Die experimentellen Befunde kommen diesen Eindrücken insoweit entgegen, als die Abnahme der „Strukturelastizität“ mit dem Gewebsalter immer ausgeprägter, die thixotrope Reaktion immer weniger ausgiebig wird. Diese physiko-chemische Veränderung am Gewebe könnte sehr wohl zu einer Erklärung dieser klinischen Verlaufsabwandlung beitragen. Die allgemeine vegetative Reaktionslage — unter Einschluß der vasomotorischen Reaktionen — wird mit der Reaktionsfähigkeit der verantwortlichen substantiellen Funktionsträger eng zusammenhängen. Wir meinen, daß Änderungen am Substrat auch Änderungen solcher zuzuordnender Reaktionen im Gefolge haben werden, womit auch Beziehungen zwischen beiden Änderungsreihen aufstellbar werden. Es kann auch hier nicht so sein, daß man dem Änderungsgrad der physiko-chemischen Reaktionen eine distinkte klinische Änderung bzw. einen Reaktionsgrad zur Seite stellen können wird. Aber ein Zuordnung der Reaktionsrichtung ist sicherlich statthaft.

Die klinisch nicht sehr profilierten, aber verzögert abklingenden posttraumatischen Verläufe wären durch die zwar weniger intensiven, aber ebenfalls verzögert sich rückbildenden physiko-chemischen Reaktionen einer Erklärung zugänglich. Es ist dabei anzunehmen, daß die von den Zentralstätten über die ebenfalls schon veränderte Kreislaufperipherie geleiteten vasomotorischen Reaktionen zum Ausgleich mehr Zeit benötigen. Diese gleichen Reaktionen pflegen in den vorangehenden Jahrzehnten anfangs weit intensiver aufzutreten, aber doch rascher zum Ausgleich zu kommen. Mit diesen Ableitungen passen sich unsere Vorstellungen wesentlich den klinischen und experimentellen Befunden an.

Aber auch für die starren, kurzfristigen posttraumatischen Verläufe im hohen Alter findet sich ein Zugang. Eine vegetative Starre ist dem hohen Alter ganz allgemein zugehörig (MÜLLER-DEHAM; LASCH u. MÜLLER-DEHAM). Angesichts des weiteren Rückganges der „elastischen“ Fähigkeiten, der Einengung des Thixotropiebereiches am Homogenat alter Hirne wäre unseren Verläufen eine gewebliche Reaktionsstarre gegenüberzustellen. Die zentralregulierten vasomotorischen Reaktionen werden — unter Einbeziehung auch der altersveränderten Kreislaufperipherie — an Profil nach Intensität und Dauer verlieren können. Nun muß aber bei solcher geweblichen Reaktionslage notwendig auch für die erforderlichen Ausgleichsbestrebungen eine Starre vorliegen, die nur einer mangelnden Ausregulierbarkeit der gestörten Funktionen entsprechen würde. Es erhebt sich deshalb die wichtige Frage, ob das im klinischen Bereich angetroffene „Entweder-Oder“ nicht im Prinzip in dieser abgewandelten geweblichen Reaktionsfähigkeit vorgebildet, oder besser, angelegt ist. Wir meinen, daß allein quantitative Unterschiede in der Commotiowirkung, die sich sonst nur in einem Mehr oder Weniger an Intensität oder Dauer des posttraumatischen Zustandsbildes zeigen müssen — klinisch also nicht ins Gewicht fallen —, bei dieser starren Reaktionslage ungleiche Folgen für zentralvegetative Funktionen haben können. Nicht das Gewebe müßte durch einen traumatischen Dauerschaden bedroht sein, sondern die von ihm getragene, auf den zeitlich begrenzten, notwendigen Ausgleich angewiesene Funktion müßte in Gefahr geraten. Die durch veränderte Gewebsreaktion bedingte vegetative Starre läßt sehr wahrscheinlich die lange sich hinziehenden, protrahierten Verläufe gar nicht mehr zu. Entweder ist ein Ausgleich in kurzer Zeit möglich — dann werden sich klinisch die „abortiven“ Verläufe zeigen —, oder der Ausgleich kann in der erforderlichen Zeit nicht mehr im gebotenen Ausmaß herbeigeführt werden —, dann wird klinisch ein unerwarteter Funktionsabbruch imponieren.

So ließe sich mit Hilfe unserer experimentellen Befunde den klinischen Beobachtungen doch eine brauchbare Stütze und Deutung geben, die durchaus in der Linie der sonst bekannten vegetativen Reaktionen im hohen Alter liegt. Die nächste Frage muß die sein, ob solche schweren Funktionsabbrüche nicht nur bei einem bestimmten Grad der cerebralen Vorschädigung möglich werden, ob man in ihnen nicht generell pathologische Verläufe zu sehen habe. Wir vermerkten in den klinischen Fällen meist Symptome des vorgeschädigten Kreislaufs, nach den autoptischen Befunden lagen u. a. auch immer recht eindrucksvolle Befunde dieser Art vor.

Es ist hier der Ort, an die klinisch diagnostizierte Todesursache jener Fälle zu erinnern, für die übereinstimmend eine Kreislaufschwäche, einmal eine Atemlähmung genannt wurde. Nach den vorstehenden Überlegungen wird dies verständlicher. In diesen Zusammenhang scheinen uns doch die sehr frühzeitigen Bronchopneumonien — in einem Falle bereits am 1. Tage nach dem Unfall —, die in 3 Fällen autoptisch gesicherten Blutungen im Mesenterium, Mediastinum und Endokard zu gehören. Sie sind nur eine Äußerungsweise des zentral-vegetativen Funktionszusammenbruches (Wanke). Traumatische Gewebsläsionen waren makroskopisch in keinem dieser Fälle feststellbar.

Soweit wir sehen, können die aus totalen Funktionszusammenbrüchen hervorgehenden tödlichen Verläufe wohl immer als pathologisch angesehen werden. Für die Funktionsabbrüche scheint uns eine so generelle Bestimmung nicht berechtigt, wenn wir auch meist pathologische Vorbedingungen erschließen konnten. Es geht uns hier um das Prinzip, ob dies immer so sein muß. Unser Zweifel kommt aus klinischer wie experimenteller Erfahrung. Man muß sich hüten, das Prädikat „pathologisch“ schon deshalb zu vergeben, weil — gemessen am durchschnittlichen Verlauf zurückliegender Jahre — Ungewöhnliches vorliegt. Fälle wie Adam Sch. (IV/Nr. 32 N), bei denen bis zum Unfalltage bei dem hohen Lebensalter nichts Pathologisches zu erheben war, regen trotz der bekannten Schwierigkeiten des Rückschlusses von klinischem Zustand auf die cerebrale Beschaffenheit schon zum Nachdenken an. Sch. zeigte auch keine wirklichen Demenzsymptome wie Andreas P. (III/Nr. 40 N), bei dem die Kreislauffunktionen schon lange gestört, wenn auch gut kompensiert waren. Die experimentellen Ergebnisse führen uns zu dem Schluß, daß die physiko-chemische Reaktionslage des alten Hirngewebes vegetative Funktionsabbrüche zuläßt, diese Reaktionstendenz nur in den meisten Fällen durch pathologische Einschläge überformt und überhöht wird. Dem Prinzip nach würden wir sie gemeinsam mit den „abortiven“ Verläufen noch an das Ende der Altersnorm stellen, die wegen der Häufigkeit cerebraler Vorschädigung im hohen Alter nur selten rein zu Gesicht kommen wird. Einer besonderen Besprechung bedarf die unter Ziffer 4 vermerkte Verlaufsform mit einem posttraumatisch empfundenen, begrenzten „Alterungsschub“ um einige Jahre ohne Progredienz. Eine Einordnung war kaum zu treffen, da Anhaltspunkte weder für eine Kontusion noch für einen progredienten Alterungsprozeß bestanden, die naheliegende Erklärung mit einer ganz im Psychischen aufgehenden Erlebnisform (ungewöhnliche Projektion von üblichen posttraumatischen Beschwerden, erstmaliges Empfinden der prätraumatisch bestandenen leichten Voralterung, Fehlverarbeitung des Unfallereignisses, verminderte Umstellungsfähigkeit im Alter nach dem Trauma) durch die Fälle selbst unzureichend und unbefriedigend blieb. Diese nur in der zweiten Hälfte des 6. und im 7. Jahrzehnt angetroffenen Zustandsbilder waren nach den Schilderungen und dem Untersuchungsergebnis am ehesten einem plötzlichen, begrenzten Vitalitätsverlust, einer zum Teil mit Veränderungen psychischer Grundqualitäten einhergehenden Niveausenke im Biotonus vergleichbar. Es bestand auch kein paralleler Verlauf mit dem üblichen Beschwerdesyndrom. Die Verletzten „fühlten“ und „sahen“ sich um einige Jahre gealtert.

Diese Fälle haben uns wegen der übereinstimmenden Vorbedingungen (leichte Voralterung im Sinne eines offenbar konstitutionellen, noch nicht pathologischen Merkmals), der charakteristischen Zustandsschilderung („plötzlicher Schlag gegen das Leben“, „plötzlicher Verlust an Lebensgeist“), der zeitlichen Abgrenzung (6. und 7. Jahrzehnt) immer wieder Überlegungen abgefordert. An unseren experimentellen Befunden war ein Rückhalt, wie dies für andere Verlaufsformen möglich wurde, nicht zu gewinnen. Ein eigener Platz in der von uns aufgezeigten Entwicklungsrichtung ist ihnen schwerlich zuzuweisen. Sie wirken neben den sonst in jenen Jahren vorgefundenen Zustandsbildern so fremd, nicht zugehörig, daß die Bedenken, sie zu den physiologischen postkommotionellen Verläufen zu rechnen, verständlich sind. Zwei klinische Beobachtungen scheinen uns geeignete Ausgangspunkte für einen Deutungsversuch zu werden. Die eine, schon genannte Beobachtung ist die der sichtbaren, schon der prätraumatischen Zeit angehörenden Voralterung, der Diskrepanz zwischen dem Lebensalter und dem biologischen Alter. Die andere entstammt einem Vergleich dieser Verläufe mit jenen plötzlichen und schweren Funktionsabbrüchen im hohen Alter (z. B. Adam Sch. IV/Nr. 32 N). Sie sind nur sehr bedingt vergleichbar; denn der sehr beschränkte Funktions„abbruch“ bezieht sich hier nicht einmal auf die vasomotorischen Funktionen, sondern stellt nur einen allgemeinen vegetativen „Knick“, eben eine Niveausenke des Biotonus dar. Man kommt einem Verständnis näher, wenn man die Voralterung nicht nur als äußeres Symptom, sondern in Verbindung mit einem vorgealterten Hirn sieht. Diese Beziehung ist nach vielen klinischen Erfahrungen durchaus berechtigt. Es besteht dann auch eine Verbindung zu unseren experimentellen Ergebnissen, insofern das vorgealterte Hirn eine andere traumatische Reaktion erwarten läßt als ein altersentsprechendes Hirn. Im klinischen Effekt erführe eine mit der Voralterung schon geminderte allgemeine Vitalität durch das Trauma eine Senke, die die in recht plastische Schilderungen gefaßten Klagen dieser Verletzten erklären würde. Daß darüber hinaus nichts geschieht, auch eine Progredienz nicht eintritt, spricht nur für das Fehlen anderer pathologischer Einschläge. Ob man diese Reaktion mit ihrem klinischen Effekt als physiologisch oder pathologisch ansieht, hängt davon ab, mit welchem Prädikat eine solche offensichtlich durch die individuelle Entwicklungs- und Alterungskurve bedingte, prätraumatische Voralterung bedacht wird. Uns scheinen diese Verläufe, denen weitere Untersuchungen zu widmen sein werden, besonders reizvoll, da sie die beiden Komponenten unseres Themas wieder in einer anderen Art des Zusammenwirkens zeigen.

Unser Untersuchungsgang steht an einem vorläufigen Ende. Der Kundige weiß, daß wir noch weit vom Verständnis aller Erscheinungen bei Hirntraumen im höheren Lebensalter entfernt sind. Sowohl das Trauma wie das von ihm betroffene alternde Hirn bergen jedes für sich noch genügend unbekannte Eigenschaften, die im Falle des Hirntraumas nicht abnehmen, sondern zunehmen werden.

Die physiko-chemischen Untersuchungen am alternden tierischen und menschlichen Hirngewebe haben aber zu Ergebnissen geführt, die eine Grundlage für die Bearbeitung dieses unübersichtlichen, meist gemiedenen Gebietes abgeben. Es ist ein besonders glücklicher Umstand, daß in den Vorstellungen um die Commotiowirkung am Hirngewebe gerade diese untersuchte Reaktionsart von besonderer Bedeutung ist. Nur so wurde es möglich, die alternsabhängigen Änderungen dieser geweblichen Reaktion und die aus der klinischen Beobachtung ableitbaren Zustandsbilder und Verläufe in Beziehung zueinander zu setzen. Wenn die morphologische Altersmetabolie des Hirngewebes die Absicht zu der so dringend gebotenen klinischen Untersuchung stützte, so erfuhren die klinischen Ableitungen im altersabhängigen geweblichen Reaktionswandel nahezu eine Bestätigung. Der klinische Eindruck von der größeren Differenziertheit der posttraumatischen Zustandsbilder und deren Abhängigkeit vom Hirnalter hat sich im Prinzip als berechtigt erwiesen. Stellt man diese Ergebnisse in den größeren Zusammenhang der Alternsforschung, so zeigt sich auch an unserem Gebiet die Notwendigkeit, den Normbegriff aufzulockern und in gemäße Beziehung zur Alterung zu setzen. Das umfangreiche Thema ist noch nicht ausgeschöpft. Die klinischen und experimentellen Ergebnisse geben zudem weitere Fragen auf. Mit dem Erreichten scheint aber doch eine Grundlage geschaffen, auf der die Weiterarbeit mit verfeinerter Strichführung erfolgen kann.

V. Zusammenfassung

1. Ausgangspunkt der vorliegenden Arbeit war die klinische Beobachtung von postkommotionellen Zustandsbildern und Verläufen im höheren Lebensalter. Im Vergleich zu jenen im niederen Alter ergaben sich Unterschiede, die durch die im Altern sich wandelnden psychologischen Voraussetzungen allein nicht erklärbar schienen.

2. Der Einblick in die Alternsmorphologie des vom Trauma betroffenen Hirnorgans gab dem klinischen Eindruck einen Rückhalt. Grobmorphologische wie histologische Daten lassen um das 6. Jahrzehnt herum ein rascheres Fortschreiten der Alternsveränderungen erkennen (Hirngewicht, Hirnvolumen, liquorführende Räume, Lipofuscinbildung, Gliawucherung; etwa gleichzeitig Auftreten einer „physiologischen“ Gefäßsklerose mit Einengung der Kreislaufakkomodation bis hin zur „physiologischen“ Insuffizienz).

3. Commotio-Syndrom, Früh- und Spätsymptomatologie wurden deshalb an einem nach klinischen Gesichtspunkten ausgesuchten Material mit dem Ausgangs-

alter von 50 Jahren (586 Fälle) getrennt bearbeitet, wofür eine Unterteilung des Materials in Altersgruppen erforderlich wurde.

4. Die einzelnen Stadien der Commotiowirkung (Commotio-Syndrom, Früh- und Spätsymptomatologie) zeigten Abwandlungen, die über die aufsteigenden Dezennien hin noch Entwicklungslinien verrieten. Die Annahme einer über den ganzen Alternsgang hin vorherrschenden einheitlichen Commotiowirkung war keineswegs zu bestätigen.

Für das Commotio-Syndrom charakteristisch waren mit dem Alter zunehmende Eigenarten, die als „Blässe", „zeitliche Einengung" und „Unvollständigkeit" bezeichnet wurden.

Die Frühsymptome zeigten sich häufig durch wenig profilierte vegetative Begleiterscheinungen gekennzeichnet, die in kurzer Zeit ausklangen.

Die Verläufe waren recht vielgestaltig, wobei verschiedene Verlaufstypen mit teils „physiologischem", teils „pathologischem" Aussehen herausgestellt wurden. Darüber hinaus zeichneten sich ebenfalls Entwicklungslinien ab. Diese reichten von den häufig noch „normalen" im 6. Jahrzehnt über die meist verzögert abklingenden des 7., teils noch des 8. Jahrzehnts bis zu den klinisch eigenartig starren, „abortiven" Formen des hohen Alters, denen akute und schwere vegetative Funktionsabbrüche unmittelbar gegenüberstanden. Ein besonderer, auf das 6. und 7. Jahrzehnt beschränkter Verlaufstyp war der mit einem begrenzten, nicht progredienten „Alterungsschub" im Sinne einer Vitalitätseinbuße, einer Senke im Biotonus. Diese Verletzten trugen sämtlich schon prätraumatisch leichte, offenbar konstitutionell bedingte Merkmale der Voralterung.

Es entsprach nur den allgemeinen Regeln der Alterung, wenn diese Verlaufstypen keineswegs scharf voneinander abgesetzt waren, sondern erhebliche Überschneidungen zeigten, über denen sich einzelne Gipfelbildungen abhoben.

Die Beziehungen (nach Intensität und Dauer) zwischen den Stadien der Commotiowirkung zeigten sich gegenüber früheren Jahren stärker gelockert. Es war dies nicht Folge pathologischer Einschläge; vielmehr wurde eine Eigenart der Commotiowirkung auf das alternde Hirn angenommen.

5. Physiko-chemische Untersuchungen am alternden Hirngewebe (Homogenat) sollten Aufschluß über einen etwaigen geweblichen Reaktionswandel geben. Es wurden an 196 Rattenhirnen (Alter von 1 Tag bis zum Alter von 2 Jahren), danach an 31 humanen Hirnen (Fet bis zum Alter von 91 Jahren) Bestimmungen der Viscosität und der Strukturelastizität (thixotrope Reaktion) im Rotationsviscosimeter durchgeführt. Es ergaben sich deutliche Alternskurven, wobei die progrediente Minderung der Strukturelastizität (thixotrope Reaktion) am alternden tierischen wie menschlichen Hirn für unsere Fragen besondere Beachtung verdiente. Mit dieser Minderung ging eine Verzögerung in der Rückbildung der durch Scherkräfte gesetzten Verformung einher. — Bestimmungen an verschiedenen Regionen des humanen Hirns (frontaler Cortex, Hemisphärenmark, Corpus Striatum) machten spezifische Alternskurven erkennbar, womit gleichzeitig neue Kenntnisse zur Frage der lokalen Involution des Hirns ermittelt wurden.

6. Durch diese in Tabellen und Kurven niedergelegten Ergebnisse fanden unsere klinischen Beobachtungen eine recht verläßliche Grundlage; denn es ließen sich Beziehungen und in gebotenen Grenzen gehaltene Vergleiche zwischen geweblicher Reaktionsweise und klinischer Äußerungsform aufstellen bzw. durch-

führen. Die klinisch erfaßten Entwicklungsrichtungen in der Commotiowirkung waren durch die gewebliche Reaktionsänderung als Funktion des Gewebealters einem Verständnis näherzubringen. Wichtig schien in diesem Zusammenhang der Aspekt, daß Intensität, Dauer, Ausgleichsart und -möglichkeit der traumatisch gestörten vegetativen (vasomotorischen) Funktionen in erster Linie von der Reaktionsart der altersveränderten Zentralstätten abhängen müßte. Diese bisher zu wenig berücksichtigte Abhängigkeit — es kommen als weitere Faktoren die altersveränderte Kreislaufperipherie und das altersveränderte Hirn in seiner Eigenschaft als peripheres Erfolgsorgan hinzu — eröffnete eine Erklärungsmöglichkeit für manche ungewöhnlich beschaffenen Verläufe im hohen Alter.

7. Die in Abhängigkeit vom Alter — in erster Linie von der geweblichen Reaktion — gesehene Aufgliederung der Commotiowirkung wird den klinischen Phänomenen gerechter als das überkommene Schema. Der Wandlung der Reaktionen und Erscheinungsbilder muß ein Wandel der Maßstäbe parallel laufen. Mit dieser, unseren klinischen und experimentellen Ergebnissen entnommenen Ableitung wird die Arbeit zu ihrem Teil ein Beitrag zu den schwierigen Problemen der Alternsforschung.

Literaturverzeichnis

Abderhalden, R.: Die Abhängigkeit der Peptidasenaktivität des Blutserums vom Alter. Z. Altersforsch. **3**, 140 (1942).

Altschul, R.: Pseudokalkbildungen in der Wand von Hirngefäßen. Virchows Arch. path. Anat. **298**, 401 (1937).

— Über das sogenannte „Alterspigment" der Nervenzellen. Virchows Arch. path. Anat. **301**, 273 (1938).

Aschoff, L.: Zur Morphologie der lipoiden Substanzen. Beitr. Path. Anat. **47**, 1 (1909).

— Über Entwicklungs-, Wachstums- und Altersvorgänge an den Gefäßen. Jena: Fischer 1909.

— Zur normalen und pathologischen Anatomie des Greisenalters. Med. Klin. **1937**, 257, 291.

Balthasar, K.: Anatomie und Lebensgeschichte der Riesenzellen und der großen Pyramidenzellen in der Area gigantopyramidalis. Nervenarzt **20**, 490 (1949).

— Lebensgeschichte der vier größten Pyramidenzellarten in der fünften Schicht der menschlichen Area gigantopyramidalis. J. Hirnforsch. **1**, 282 (1954).

Bastai, P.: Die biologischen Grundlagen des Alterns. Z. Altersforsch. **9**, 211 (1955).

— u. G. Dogliotti: Die gerontologischen Studien in Italien. Z. Altersforsch. **8**, 278 (1954/55).

Bauer, E.: Beitr. z. Studium der Protoplasmahysterese und der hysteretischen Vorgänge II (Zur Kausalität des Alters). Arch. mikr. Anat. **101**, 483 (1924).

— Beitr. z. Studium der Protoplasmahysterese und der hysteretischen Vorgänge VIII (Zur Kausalität des Alters). Arch. mikr. Anat. **101**, 521 (1924).

— Über Förderung der Zellteilung mittels der Verminderung der Oberflächenspannung des umgebenden Mediums. Arch. mikr. Anat. **101**, 541 (1924).

Bay, E.: Ein Beitrag zur Frage der traumatischen Hirnstammschädigung und zum Commotionsproblem. Z. Nervenheilk. **149**, 284 (1939).

— Commotio, Contusio, Compressio cerebri. Nervenarzt **22**, 136 (1951).

— Die traumatischen Hirnschädigungen. Handb. d. Inn. Med. Bd. V/3. Berlin-Göttingen-Heidelberg: Springer 1953.

Beheim-Schwarzbach, D.: Lebensgeschichte der melaninhaltigen Nervenzellen des Nucleus coeruleus unter normalen und pathogenen Bedingungen. J. Hirnforsch. **1**, 61 (1954).

— Morphologische Beobachtungen an Nervenzellkernen. J. Hirnforsch. **2**, 1 (1955).

Benninghoff, A.: Blutgefäßte und Herz. Handb. mikrosk. Anat. d. Menschen IV/1. Berlin: Springer 1930.

Bergmann, E. v.: Die Lehre von den Kopfverletzungen. Dt. Chirurgie. Stuttgart: Enke 1880.

— Über den Hirndruck. Langenbecks Arch. klin. Chir. **32**, 705 (1885).

Beringer, K., u. R. Mallison: Vorzeitige Versagenszustände. Allg. Z. Psychiat. **124**, 100 (1949).

BIELSCHOWSKY, M.: Neue Silberimprägnierungsversuche zur Darstellung der Neuroglia und deren Ergebnisse. Z. Neur. **135**, 253 (1931).

— u. M. BRODMANN: Zur feineren Histologie und Histopathologie der Großhirnrinde. J. Psychol. Neurol. (Lpz.) **5**, 173 (1906).

BINSWANGER, O., u. J. SCHAXEL: Beitr. z. normalen u. pathol. Anatomie d. Arterien des Gehirns. Arch. Psychiat. **58**, 141 (1917).

BÖHM, G.: Das Röntgendiagramm der Nerven. Kolloid. Z. **62**, 22 (1933).

BÖNING, H.: Zur Kenntnis d. Spielraums zwischen Gehirn und Schädel. Z. Neur. **94**, 72 (1925).

BONFIGLIO, F.: Die umschriebene Athropie der Basalganglien. Z. Neur. **160**, 306 (1937).

BORCHARDT, M., u. E. BALL: Beitr. z. Klinik u. Prognose gedeckter Hirnverletzungen. Arch. orthop. Unfallchirurgie **35**, 228 (1935).

BOSTROEM, A.: Die traumat. Hirnschädigungen. Handb. d. inn. Med. B 5. Berlin: Springer 1939.

BOUMAN, L.: Über die Entwicklung der senilen Plaques. Z. Neur. **94**, 267 (1925).

— Senile Plaques. Brain **57**, 163 (1934).

BRADBURY and EGGLESTON: Amer. Heart J. **2**, 105 (1927); zit. b. D. MICHEL, Z. Altersforsch. **7**, 323 (1953/54).

BRANDENBURG, B., u. J. HALLERVORDEN: Dementia pugilistica mit anatomischem Befund. Virchows Arch. path. Anat. **325**, 680 (1954).

BRAUNMÜHL, A. v.: Histopathologie der Oliven unter bes. Berücksichtigungen seniler Veränderungen. Z. Neur. **112**, 213 (1928).

— Über Stammganglienveränderungen bei Pick'scher Krankheit. Z. Neur. **124**, 214 (1930).

— Über Ganglienzellveränderungen und gliöse Reaktionen in der Olive. Z. Neur. **126**, 621 (1930).

— Kolloidchem. Betrachtungsweise seniler u. praeseniler Gewebsveränderungen. Z. Neur. **142**, 1 (1932).

— Synäresis und Entzündung. Z. Neur. **148**, 1 (1933).

— Über ein Schwesternpaar mit Pick'scher Krankheit. Z. Neur. **150**, 209 (1934).

— Versuche um eine kolloidchem. Pathol. d. Zentralnervensystems (Das synäretische Syndrom als cerebrale Reaktionsform). Klin. Wschr. **1934**, 897, 937.

— Enzephalitis epidemica u. Synäresislehre. Arch. Psychiat. Nervenkr. **181**, 543 (1949).

— Alterserkrankungen des ZNS. Senile Involution. Senile Demenz. Alzheimer'sche Krankheit. Handb. d. Spez. Pathol. Anat. u. Histol. XIII/I, S. 337. Berlin-Göttingen-Heidelberg: Springer 1957.

BREDT, H.: Entzündung u. Sklerose der Lungenschlagader. Ein Beitrag zur Kenntnis des Begriffes und der Erscheinungsform der Endarteriitis und Arteriosklerose. Virchows Arch. path. Anat. **308**, 60 (1942).

BÜRGER, M.: Altern und Krankheit. Leipzig: Thieme 1954.

— Die chemischen Alternswandlungen des menschlichen Gehirnes. Z. Altersforsch. **8**, 1 (1954).

— Die chemische Biomorphose des menschlichen Zentralnervensystems. Medizinische **15**, 561 (1956).

— Die chemische Biomorphose des menschlichen Gehirns. Berlin: Akademie-Verlag 1957.

BUSSE, E., and A. S. SILVERMANN: Electroencephalographic Changes in professional Boxers. J. Amer. med. Ass. **149**, 1522 (1952).

CARROLL, J.: Punch Drunk. J. med. Sci. **191**, 706 (1936).

CASATI, A.: Die senilen Schädelveränderungen im Röntgenbild. Fortschr. Röntgenstr. **34**, 335 (1926).

LA CAVA, G.: La cranio-encéphalopathie traumatique des Boxeurs. Trav. soz. méd. belge Educ. physique **5**, 3 (1950/51).

— Le mécanisme pathogénique des alterations cérébrales causées par le pugilat et ses rapports avec l'urage des gants. Brux.-méd. **31**, 61 (1952).

— Typische Verletzungen beim Boxen. Dtsch. med. Wschr. **1954**, 817.

CLARA, M.: Die arterio-venösen Anastomosen. Leipzig: Barth 1939.

— Untersuchung über den feineren Bau des Grundhäutchens bei den Blutkapillaren des Gehirns. Z. Nervenheilk. **171**, 62 (1953/54).

COUETTE, P.: Bestimmung der Viskosität disperser Systeme mit variabler Viskosität. Ann. Chim. Phys. **21**, 433 (1890).

CREPET, M.: Alternsveränderungen der Zwischenhirnkapillaren beim Menschen. Z. Altersforsch. 1, 217 (1939).
CRITCHLEY, E.: The neurology of old age. Lancet **1931/I**, L. I—III.
— The nature and significance of senile Plaques. J. Neur. **17**, 10 (1929).
CURSCHMANN, H.: Altern und Alterskrankheiten. Neue Dtsch. Klin. **1**, 314 (1928).
DAUTZENBERG, A.: Über Ergebnisse d. orthostatischen Kreislaufbelastungsprobe (Schellong) bei frischen gedeckten Hirnverletzungen ohne primäre Bewußtlosigkeit. Z. Nervenheilk. **163**, 93 (1949/50).
DEGE, A.: Die gedeckten oder geschlossenen Hirnverletzungen. Commotio, Compressio, Contusio cerebri traumatica. Neue Dt. Chirurgie Bd. 18/I. Stuttgart: Enke 1920.
DENNY-BROWN, D.: Cerebral concussion. Physiol. Rev. **25**, 296 (1945).
— and R. RUSSEL: Experimental cerebral concussion. Brain **64**, 93 (1941).
— and D. WILLIAMS: Cerebral electr. Changes in experiment. concussion. Brain **64**, 223 (1941).
DHAR, N. R.: Influence of adsorption on the Colour of Sols and of Precipitates. J. phys. Chem. **29**, 1394 (1925).
DHAR, N. R., and S. ROY: Influence of Ligth on the Coagulation, electrical Conductivity and the adsorption Spectra of some Colloids. J. phys. Chem. **34**, 122 (1930).
— u. D. N. CHAKRAVARTI: Altersverschiebung der Viskosität und Leitfähigkeit einiger Sole und Elektrolyte. Kolloid-Z. **42**, 120 (1927).
DIVRY, P.: Confrontation morphologique et histochemique de l'amyloide et des productions analogues du cerveau sénile. Zbl. Neur. **81**, 246 (1936).
— Considérations sur le vieillissement cérébral. J. belge Neurol. Psychiat. **47**, 65 (1947).
— La pathochemie générale et cellulaire des prozessus séniles et préséniles. Proc. of the I. Congr. of Neuropathol., Rome (1952) II/313, ROSENBERG u. SELLIER, Torino.
DOEPFNER, K.: Die Contre-Coup-Quetschung des Hirn und die Contre-Coup-Fraktur des Schädels. Dtsch. Z. Chir. **116**, 44 (1912).
DÖRING, G., u. G. RICKER: Commotio cerebri. Handb. d. Spez. Pathol. Anat. u. Histol. XIII/III. Berlin-Göttingen-Heidelberg: Springer 1955.
DOGLIOTTI, G., e V. TAGLIONI: Untersuchung der menschlichen Kapillaren auf Durchlässigkeit durch Glukose. Bol. Soc. Biol. sper. **9**, Nr. 9 (1934). Ref. in: Z. Kreisl.-Forsch. **27**, 176 (1935).
DOW, R., G. ULETT and J. RAAF: Eeg-studies immediatly following head injury. Amer. J. Psychiat. **101**, 174 (1944).
— Electrencephalographic studies in head injuries. J. Neurosurg. **2**, 154 (1945).
— G. ULETT and F. TENTURI: Electrencephalographic changes following head injuries in dogs. J. Neurophysiol. **8**, 161 (1945).
DYCK, F.: Strömungsgeschwindigkeit des Blutes in den verschiedenen Altersstufen des Menschen. Z. Altersforsch. **9**, 125 (1955/56).
EBBECKE, U.: Commotio cerebri und Mechanonarkose als Wirkung hoher Drucke. Münch. med. Wschr. **91**, 280 (1944).
ESSER, A.: Entstehung, Lokalisation und „Vernarbung" von Hirnrindenverletzungen bei stumpfer Gewalt. Mschr. Unfallheilk. **40**, 385 (1933).
— Klinisches und Pathologisches zur Frage des sog. État vermoulu. Arch. Psychiatr. **93**, 639 (1931).
— Die Verletzungen der Hirnrinde bei stumpfer Gewalteinwirkung auf den Schädel mit bes. Berücksichtigung der forensischen u. unfallpathologischen Standpunkte. Arch. orthop. Chir. Unfallheilk. **33**, 10 (1933).
— Die Bedeutung der pathologischen Anatomie bei traumatischen Hirnveränderungen für die praktische Begutachtung lebender Kopfverletzter. Münch. med. Wschr. **1935**, 1164.
FAZEKAS, J., W. ALMANN and A. BESSMANN: Cerebral Physiology of the Aged. Amer. J. med. Sci. **223**, 245 (1952).
— J. KLEH and L. WITKIN: Cerebral Hemodynamics and Metabolism in Subjects Over 90 Jears of Age. J. Amer. Geriat. Soc. **1**, 836 (1953).
FODOR, A., u. K. MAYER: Über die Temperaturabhängigkeit der Viskosität von Gelantinelösungen. Kolloid-Z. **44**, 314 (1928).
FRANK, O.: Zur Dynamik des Herzmuskels. Z. Biol. **32**, 370 (1891).
— Die Benutzung des Prinzips der Pitot'schen Röhrchen zur Bestimmung der Blutgeschwindigkeit. Z. Biol. **37**, 1 (1895).

FRANK, O.: Kritik der elastischen Manometer. Z. Biol. **44**, 441 (1903).

FREUND, K., J. SRNEC u. V. MALY: Zur Frage der Abhängigkeit des psychischen Elektroschockdefizits vom Alter des Patienten. Psychiat. et Neurol. (Basel) **133**, 232 (1937).

FREUNDLICH, H.: Über Thixotropie. Kolloid-Z. **46**, 289 (1928).

— Kapillarchemie. Leipzig: Akad. Verl.-Gem. 1932.

— Thixotropie. Actualités scientifiques et industrielles. The colloid state Nr. 267, Paris 1935.

— u. A. ABRAMSOHN: Über Thixotropie an Gelatinelösungen. Z. phys. Chem. **131**, 278 (1928).

— u. W. RAWITZER: Über die Thixotropie des konzentrierten Eisenoxydsols. Kolloid-Z. (Beih.) **25**, 231 (1927).

— u. W. SEIFRIZ: Über die Elastizität von Solen und Gelen. Z. phys. Chem. **104**, 233 (1923).

— u. A. SZEGVARI: Zur Theorie der Elastizität kolloider Lösungen. Z. phys. Chem. **108**, 175 (1924).

— u. E. SCHALEK: Über die Zähigkeit und Elastizität kolloider Lösungen. Z. phys. Chem. **108**, 153 (1924).

— H. NEUKIRCHER u. H. ZOCHER: Über die Elastizität und die Strömungsdoppelbrechung in Solen mit nichtkugeligen Teilchen. Kolloid-Z. **38**, 43 u. 48 (1926).

FREY, W.: Die Herz- und Gefäßkrankheiten. Berlin: Springer 1936.

FREY-WISSLING, A.: Submikrosk. Morphol. d. Protoplasmas u. s. Derivate. Berlin: Borntraeger 1938.

— Submicrosc. Morphol. of Protopl. New York: Elsevier 1948 u. 1953.

FÜNFGELD, E.: Über diffuse Rückbildungs- und Alterserkrankungen des Gehirns. In: Gegenwartsprobleme d. psychiatrisch-neurologischen Forschung. Stuttgart: Enke 1939.

GELLERSTEDT, N.: Zur Kenntnis der Hirnveränderungen bei der normalen Altersinvolution. Upsala Läk.-Fören. Förh. **38**, 194 (1933).

GENNEWEIN, F.: Pathologisch-anatomische Studien über Kriegsverletzungen des Schädels. Bruns' Beitr. klin. Chir. **109**, 1 (1918).

— Die mechanischen Vorgänge bei der Gehirnerschütterung und der Gehirncontusion. Bruns' Beitr. klin. Chir. **128**, 348 (1923).

GRAHAM, TH.: Anwendung der Diffusion der Flüssigkeiten zur Analyse. Liebigs Ann. **121**, 1 (1862).

GRASHEY, R.: Über Hirndruck und Hirnkrompressibilität. Allg. Z. Psychiatr. **43**, 98 (1895).

GRUBER, G.: Über die sog. Alters- und Abnutzungserscheinungen an Gefäßen. Verhd. dtsch. Ges. Kreisl.-Forsch. Bd. **2**, 9 (1929).

GRÜNTHAL, E.: Über die Alzheimer'sche Krankheit. Z. Neur. **101**, 128 (1926).

— Die praesenilen und senilen Erkrankungen des Gehirns und Rückenmarkes. Handb. d. Neurologie Bd. 11. Berlin: Springer 1936.

— Nachweis von Erblichkeit bei der Alzheimer'schen Krankheit nebst Bemerkungen über den Altersvorgang im Gehirn. Mschr. Psychiat. **101**, 8 (1939).

HAAS, J.: Physiologie der Zelle. Berlin: Borntraeger 1955.

HACKEL, W.: Über den Bau und die Altersveränderungen der Gehirnarterien. Virchows Arch. path. Anat. **266**, 630 (1927).

HALLERVORDEN, J.: Hirnerschütterung und Thixotropie. Zbl. Neurochir. **6**, 37 (1941).

— u. G. QUADBECK: Die Hirnerschütterung und ihre Wirkung auf das Gehirn. Dtsch. med. Wschr. **82**, 129 (1957).

HÄMÄLAINEN, M.: Über den Entstehungsmechanismus der Hirnrupturen auf Grund eines Falles zentraler Ruptur. Dtsch. Z. ges. gerichtl. Med. **13**, 332 (1929).

HANDMANN, E.: Über das Hirngewicht des Menschen. Arch. Anat. Phys. 1 (1906).

HASSLER, R.: Zur Pathologie der Paralysis agitans und des postencephalitischen Parkinsonismus. J. Psychol. Neurol. (Lpz.) **48**, 387 (1938).

— Zur pathologischen Anatomie des senilen und des parkinsonistischen Tremor. J. Psychol. Neurol. (Lpz.) **49**, 193 (1939).

HATSCHEK, E.: Die Existenz und wahrscheinliche Dicke von Adsorptionshüllen auf Suspensoid-Teilchen. Kolloid-Z. **11**, 280 (1912).

— Die Viskosität der Emolsoid-Sole und ihre Abhängigkeit von der Schergeschwindigkeit. Kolloid-Z. **13**, 88 (1913).

— Eine graphische Methode zur Konstruktion der Viskositäts-Schergefällkurven. Kolloid-Z. **41**, 11 (1927).

HATSCHEK, E.: u. R. S. JANE: Untersuchungen über den Schermodul und die Relaxation einiger Sole. Kolloid-Z. **39**, 300 (1926).

HAUPTMANN, A.: Untersuchungen über das Wesen des Hirndruckes. Z. Neur. **14**, 213 (1913).

— Der Hirndruck. Neue Dt. Chirurgie Bd. 11/I. Stuttgart: Enke 1914.

— Ist Erschütterung des Gehirns Gehirnerschütterung? Arch. Psychiatr. **101**, 805 (1934).

HEILBRONN, A.: Über die Zähigkeit des Protoplasma von Myxomyzeten. Jb. wiss. Botanik **61**, 284 (1922).

HEINRICH, A.: Das normale Encephalogramm in seiner Abhängigkeit vom Lebensalter. Z. Altersforsch. **1**, 345 (1938).

— Alternsvorgänge im Röntgenbild. Leipzig: Thieme 1941.

— Beiträge zur Physiologie des Alterns. VI. Mitteilung. Z. ges. exp. Med. **96**, 715 (1935).

— u. KESSEL: Kreislaufuntersuchungen bei der cerebralen Arteriographie mit Thorotrast. Zbl. Neurochir. **5**, 187 (1940).

HELLENTHAL, E.: Über das Zustandekommen, die Häufigkeit und Lokalisation der Contre-Coup-Verletzungen des Groß- und Kleinhirns. Dtsch. Z. ges. gerichtl. Med. **21**, 231 (1933).

HEMPEL, J.: Bewertung bestimmter Schädelröntgensymptome in Abhängigkeit vom Lebensalter. Nervenarzt **11**, 70 (1938).

HESS, W. R.: Gehorcht das Blut dem allgemeinen Strömungsgesetz von Flüssigkeiten? Pflügers Arch. ges. Physiol. **162**, 187 (1915).

— Die innere Reibung gelatinierender Lösungen. Kolloid-Z. **27**, 154 (1920).

HIMWICH, H. E.: Brain metabolism and cerebral disorders. Baltimore: Williams and Wilkins 1951.

— and J. FAZEKAS: Problems of Aging. Transact. of the 15. Conf. Jan. 20—22, 1953 Princeton. N. W. Shock, New York: Jos. Macy 1954.

HINRICHS, G.: Über die pathologische Anatomie der Polsterarterien des menschlichen Gehirns. Inaug.-Diss. Kiel 1954.

HOCHREIN, M.: Über die Arterienelastizität bei der Tuberkulose. Münch. med. Wschr. **1926**, 1512.

— Untersuchungen am venösen Teil des Kreislaufes (I). Naunyn-Schmiedeberg's Arch. exp. Path. Pharmak. **124**, 343 (1927).

— u. B. SINGER: Untersuchungen am venösen Teil des Kreislaufes (II). Naunyn-Schmiedeberg's Arch. exp. Path. Pharmak. **125**, 301 (1927).

HOFF, H., u. F. SEITELBERGER: Das alternde Gehirn. Wien. Z. Nervenheilk. **7**, 1 (1953).

— u. KESSLER: Kapillarfunktion und Lebensalter. Klin. Wschr. **12**, 1413 (1933).

HORANYI, B., u. G. HAJOSSI: Beiträge zur Kenntnis der submikroskopischen Struktur der Gliafasern. Dtsch. Z. Nervenheilk. **176**, 17 (1957).

HUECK, W.: Über das Mesenchym. Die Bedeutung seiner Entwicklung und seines Baues für die Pathologie. Beitr. path. Anat. **66**, 330 (1920).

— Anatomisches zur Frage nach Wesen und Ursache der Arteriosklerose. Münch. med. Wschr. **67**, 535 (1920).

HYDÉN, H.: Chemie u. Stoffwechsel d. Nervengewebes. 2. Colloqu. d. Ges. f. Physiol. Chemie. Berlin-Göttingen-Heidelberg: Springer 1952.

JANZEN, R.: Klinische Erfahrungen bei Gehirnverletzungen. Über das Wesen und die Beurteilung der gedeckten Hirnverletzungen durch eine umschriebene (scharfe) Gewalteinwirkung (einfacher äußerer Prellschuß). Dtsch. Z. Nervenheilk. **161**, 290 (1949).

— Klinische Erfahrungen bei Gehirnverletzungen. II. Mitteilung. Einige Bemerkungen zum Problem „Commotio und Contusio cerebri“. Nervenarzt **20**, 416 (1949).

— Klinische Erfahrungen bei Gehirnverletzungen. III. Mitteilung. Die Auswertung der initialen Allgemeinsymptome für die Beurteilung intrakranieller Verletzungsfolgen. Dtsch. Z. Nervenheilk. **163**, 354 (1950).

— Spätklinik der Hirnverletzung. Dtsch. Z. Nervenheilk. **166**, 363 (1951).

JORES, A.: Arterien. Handb. spez. Pathol. Anat. u. Histol. (HENKE-LUBARSCH) Bd. II, S. 608. Berlin: Springer 1924.

KALINOWSKY, B.: Organic Psychotic Syndromes occurring during Electric Convulsive Therapy. Arch. Neurol. Psychiat. (Chicago) **53**, 269 (1945).

KETY, S., and C. F. SCHMIDT: Nitrous Oxide Method for the Quantitative Determination of Cerebral Blood Flow in Man: Theory, Procedure and Normal Values. J. clin. Invest. **27**, 476 (1948).

KETY, S.: Circulation and Metabolism of the Human Brain in Health and Disease. Amer. J. Med. **8**, 205 (1950).

— Human Cerebral Blood Flow and Oxygen Consumption as Related to Aging. J. chron. Dis. **3**, 478 (1956).

— Human Cerebral Blood Flow and Oxygen Consumption as Related to Aging. Assoc. for Research i. Nerv. a. Mental Dis. New York 1955.

— Biochem. of the develop. of nerv. System. New York: Academic. Press 1955.

— S. HORVATH, W. JEFFERS and J. HAFKENSCHIEL: Effects of an Acute Redaction in Blood Pressure by Means of Differential Spinal Sympathetic Block on the cerebral Circulation of Hypertension Patients. J. clin. Invest. **29**, 402 (1950).

KLENK, E.: Beiträge zur Chemie der Lipoidosen. Hoppe-Seylers Z. physiol. Chem. **262**, 128 (1939).

— Über die Ganglioside, eine neue Gruppe von Gehirnlipoiden. Hoppe-Seylers Z. physiol. Chem. **273**, 76 (1942).

— Chemie u. Stoffwechsel d. Nervengewebes. 2. Colloqu. d. Ges. f. Physiol.-Chemie. S. 27. Berlin-Göttingen-Heidelberg: Springer 1952.

KOCH, L.: Die Stromgeschwindigkeit des Blutes. Dtsch. Arch. klin. Med. **140**, 39 (1922).

KOCHER, TH.: Hirnerschütterung, Hirndruck u. chirurgische Eingriffe bei Hirnkrankheiten. Handb. d. spez. Pathol. u. Therapie Bd. 9, S. 31. Wien: Hölder 1901.

— Chirurg. Beitr. zur Physiologie des Gehirns u. Rückenmarks. 1. Zur Lehre der Gehirnverletzung durch stumpfe Gewalt. Dtsch. Z. Chir. **35**, 433 (1893).

— u. FERRARI: Chirurgische Beiträge z. Physiologie d. Hirns. Modena: Spallanzani 1882.

KÖPPEL, J.: Die Eiweißtrübungskurven des Blutserums in Abhängigkeit vom Lebensalter. Z. Altersforsch. **2**, 220 (1940).

KÖTTGEN, H.: Beiträge zur Physiologie des Alterns. VIII. Mitteilung. Z. ges. exp. Med. **98**, 295 (1936).

KOPAC, M.: Ann. Rev. Physiol. **12**, 1 (1950); zit. bei J. HAAS: Physiol. d. Zelle. S. 191, 211. Berlin: Borntraeger.

KRAULAND, W.: Über Hirnschäden durch stumpfe Gewalt. Dtsch. Z. Nervenheilk. **163**, 265 (1949/50).

KRAUSPE, C.: Altersaufbau des Schädels. Dtsch. Internistentag Leipzig Nov. 1955. Z. Altersforsch. **9**, 371 (1956).

KÜHN, G.: Vergleichende Kapillarresistenzbestimmungen in den verschiedenen Altersklassen. Z. Altersforsch. **5**, 363 (1951).

KUHN, A.: Über Synärese. Kolloid-Z. **46**, 299 (1928).

— Über quantitative Deutung der Viskosität und Strömungsdoppelbrechung von Suspensionen. Kolloid-Z. **62**, 269 (1933).

LAFORA, G. R.: Zur Frage des normalen und pathologischen Seniums und der Senilität. Z. Neur. **13**, 469 (1912).

— Fenómenos progresivos de las celulas nerviosas en la senilidad. Trab. Labor Invest. biol. Univ. Madr. **12**, 39 (1914).

— Valorisation critique des Découvertes Histopathologiques dans la Sénilité. Proc. of the I. Congr. of Neuropathol. Rom 1952, Bd. II/471. Torino: Rosenberg u. Sellier 1952.

LAMPERT, H.: in: L. LICHTWITZ, E. LIESEGANG u. K. SPIRO: Medizinische Kolloidlehre, S. 435. Dresden-Leipzig: Steinkopff 1935.

LARRSON, E., K. MELIN u. B. SILFERSKIÖLD: Klinische und elektroencephalographische Studien über leichte, akute Kopftraumata. Nervenarzt **24**, 477 (1953).

LASCH, F., u. A. MÜLLER-DEHAM: Experimentelle Untersuchungen über die Funktion des vegetativen Nervensystems im höheren Alter. Dtsch. Arch. klin. Med. **169**, 369 (1930).

LEHMANN, F.: Chemische Beeinflussung der Zellteilung. Experientia (Basel) **3**, 223 (1947).

LEWY, F.: Primär und sekundär involutive Veränderungen des Gehirns. Krkh.forsch. **1**, 164 (1925).

LICHTWITZ, L., E. LIESEGANG u. K. SPIRO: Medizinische Kolloidlehre. Dresden-Leipzig: Steinkopff 1935.

LIESEGANG, E.: Beitrag z. einer Kolloidchemie d. Lebens. Dresden-Leipzig: Steinkopff 1923.

— Zur Kenntnis d. kolloidalen Eigenschaften des Gehirns. Z. allg. Physiol. **11**, 347 (1910).

— Das Altern des Nichtlebenden. Z. Altersforsch. **1**, 23 (1939).

LINDGREN, A. G. H.: Quantitative Untersuchungen über den Kapillargehalt der grauen Substanz des Gehirns bei jungen u. alten Menschen. J. Psychol. Neurol. (Lpz.) **47**, 492 (1937).

LINZBACH, A.: Vergleich der dystrophischen Vorgänge an Knorpel und Arterien als Grundlage zum Verständnis der Arteriosklerose. Virchows Arch. path. Anat. **311**, 432 (1944).

— Über das Greisenherz. Dtsch. Internistentagung Leipzig Nov. 1955. Z. Altersforsch. **9**, 371 (1955/56).

LIPATOFF, S.: Viskosität und Hydratation von Farbstofflösungen. Kolloid-Z. **39**, 230 (1927).

— Alterung und Synärese-Erscheinungen. Kolloid-Z. **41**, 200 (1927).

— Die Lehre von den Kolloiden. Moskau: Gislegprom 1933.

— Physikalische Chemie der Kolloide. Berlin: Akademie-Verlag 1953.

LOEW, F.: Akute und subakute Störungen der zentralen Kreislaufregulation nach gedeckten Hirnverletzungen. Zbl. Neurochir. **9**, 128 (1949).

— Die gedeckte Hirnschädigung als anatomisches und klinisches Problem. Zbl. Neurochir. **10**, 132 (1950).

— Sekundäre Schädigung des Hirnstammes bei Schädelverletzungen. Zbl. Neurochir. **10**, 336 (1950).

LUBARSCH, O.: Zur Kenntnis ungewöhnlicher Amyloidablagerungen. Virchows Arch. path. Anat. **271**, 867 (1929).

LUMIÈRE, A.: Théorie colloidale de la biologie et de la pathologie. Paris: Chiron 1922.

MARBURG, O.: Die traumatischen Erkrankungen des Gehirns und Rückenmark. Handb. d. Neurol. Bd. 11, 1. Berlin: Springer 1936.

MARINESCO, P.: Recherches sur les granulations et les corpuscules corolables des cellules du systeme nerveux central et périphérique de la pression osmotique. Z. allg. Physiol. **3**, 1 (1903).

— Lésions des cellules nerveuses produites par les variations expérimentelles de la pression osmotique. Z. allg. Physiol. **8**, 121 (1908).

— Recherches sur le „pigment jaune" des cellules nerveuses. Rev. Psychiatr. et de Psych. exp. **9**, 163 (1905).

— La cellule nerveuse. Paris: Masson 1909.

— Sur la Structure colloidale des Cellules nerveuses. III. Congr. Internat. de Neurol. et de Psych. Impr. Médicale et Scientifique. Bruxelles: Severeyns 1913.

— Sur le mécanisme chimico-colloidal de la sénilité et le probléme de la mort naturell. C. R. Soc. Biol. (Paris) **74**, 57 (1913).

— Recherches de capillaroscopie et des troubles vasculaires dans quelques maladies nerveuses. Presse méd. **40**, 665 (1930).

— Etud. sur le mécanisme histo-biochimique de la Vielleisse. Paris: Masson e. Cie 1934.

MARSLAND, D., and D. BROWN: J. cell. comp. Physiol. **8**, 167 (1936). Zit. bei: J. HAAS: Physiologie der Zelle.

— J. cell. comp. Physiol. **20**, 259 (1942). Zit. bei: J. HAAS: Physiologie der Zelle.

MARTLAND, H. S.: Punch-Drunk. J. Amer. med. Ass. **91**, 1103 (1928).

— „Punch-Drunk", eine neue Boxerkrankheit. Med. Welt **1929**, 92.

MASSLAND u. SALTIKOFF: Zit. bei A. DEGE: Die gedeckten oder geschlossenen Hirnverletzungen. Commotio, Compressio, Contusio cerebri traumatica. Neue Dt. Chirurgie, Bd. 18/I. Stuttgart: Enke 1920.

MATTHES, K., H. GÖPFERT u. E. GROSS: Untersuchungen über die Form des peripheren Pulses beim Menschen. Pflügers Arch. ges. Physiol. **242**, 437 (1939).

— Untersuchungen am Kreislauf beim alternden Menschen. Z. Altersforsch. **2**, 34 (1940).

— u. I. SCHLEICHER: Über die Messung der Kreislaufzeit beim Menschen. Z. ges. exp. Med. **105**, 755 (1939).

MATZDORF, P.: Grundlagen zur Erforschung des Alterns. Frankfurt: Steinkopff 1948.

MEIXNER, K.: Die Rolle der Gehirnerschütterung bei den tödlichen Schädelverletzungen. Dtsch. Z. ges. gerichtl. Med. **6**, 105 (1926).

— Zur Kenntnis der Schädelsprünge bei Schußverletzungen. Dtsch. Z. ges. gerichtl. Med. **9**, 1 (1927).

— J., H. C. FANG and D. DENNY-BROWN: Polarographic Study of cerebral Colateral circulation. Arch. Neurol. Psychiat. (Chicago) **72**, 296 (1954).

MEYER, S., and D. DENNY-BROWN: Studies of cerebral circulation in Brain Injury. Electroenceph. clin. Neurophysiol. **7**, 511 u. 529 (1955).

MEYER, W. W.: Zum Gewebsbild der Thrombangiitis oblit., insbes. über die entzündliche Entstehung u. weit. Umwandlung d. Fibrinablagerungen i. d. Intima (Thrombangiitis u. Arteriosklerose). Virchows Arch. path. Anat. **314**, 681 (1947).

— Die Bedeutung der Eiweißablagerungen i. d. Histogenese arteriosklerotischer Intimaveränderungen der Aorta. Virchows Arch. path. Anat. **316**, 268 (1949).

MEYER-MICKELEIT, R.: Das Elektrencephalogramm nach gedeckten Kopfverletzungen. Dtsch. med. Wschr. **1953**, 480.

MICHEL, D.: Die Veränderungen des Stehelektrocardiogramms u. d. 1. Teils der Schellog'schen Regulationsprüfung jenseits des 60. Lebensjahres. Z. Altersforsch. **7**, 316 (1953/54).

— Der Altersgang der Stehveränderungen des Elektrocardiogramms. Z. Altersforsch. **8**, 201 (1954/55).

MONNÉ, L.: Struktur des Zytoplasmas. Experientia (Basel) **2**, 153 (1946).

— Functioning of the Cytoplasma. Advanc. Enzymol. **8**, 1 (1948).

MOREL, F., and E. WILDI: General and Cellular Pathochemistry of senile and presenile Alterations of the Brain. Proc. of the I. Congr. of Neuropathol. Rom 1952, Bd. II, S. 347. Torino: Rosenberg u. Sellier.

— Contribution à la Connaissance des différentes alterations cérébrales du grand âge. Schweiz. Arch. Neurol. Psychiat. **76**, 174 (1955).

— De la capacité des ventricules cérébraux en fonction de l'âge et de la présence de plaques séniles et d'altérations d'Alzheimer. Schweiz. Arch. Neurol. Psychiat. **72**, 211 (1953).

MORSIER, G. DE: Les encephalopathies traumatiques. Schweiz. Arch. Neurol. Psychiat. **50**, 162 (1943).

MÜHLMANN, M.: Weitere Untersuchungen über die Veränderungen der Nervenzellen in verschiedenem Alter. Arch. mikr. Anat. **58**, 101 (1901).

— Über die Altersveränderungen der Ganglienzellen im Gehirn. Virchows Arch. path. Anat. **191**, 168 (1908).

— Untersuchungen über das lipoide Pigment der Nervenzellen. Virchows Arch. path. Anat. **202**, 153 (1910).

— Lipoides Nervenzellpigment und die Altersfrage. Virchows Arch. path. Anat. **212**, 235 (1913).

— Das Altern u. d. physiologische Tod. Jena: Fischer 1910.

— Altersveränderungen der vegetativen Hirnzentra und deren Zusammenhang mit der Alterns- und Todesfrage. Zbl. allg. Path. path. Anat. **36**, 1 (1925).

— Wachstum, Altern u. Tod. Ergebn. Anat. Entwickl.-Gesch. **27**, 1 (1927).

— Zur Frage der Bedeutung der Lipoidsiderose der Hirnkapillaren für die Entstehung der Hypertonie und der Arteriosklerose. Virchows Arch. path. Anat. **266**, 712 (1928).

— Über die Altersveränderungen der Kernkörperchen der Nervenzelle. Charkowski med. Journ. 1910/III.

MÜLLER, L.: Über die Altersschätzung beim Menschen. Berlin: Springer 1922.

— O.: Die feinsten Blutgefäße des Menschen. Bd. II. Stuttgart: Thieme 1939.

— W.: Ergebnisse vergleichender pathologisch-anatomischer Untersuchungen des Gehirns unter bes. Berücksichtigung der Altersveränderungen. Arch. Psychiatr. **109**, 147 (1939).

MÜLLER-DEHAM, A.: Die inneren Erkrankungen im Alter. Wien: Springer 1937.

MUKOYAMA, T.: Zur Kolloidchemie über Viskoselösungen. Über Synäresis bei Viskosegelen. Kolloid-Z. **42**, 79 (1927).

NEUBÜRGER, K., u. A. v. BRAUNMÜHL: Hirnverletzungen. Handb. Geisteskrankheiten Bd. 11, S. 321. Berlin: Springer 1930.

NEUENSTEIN, W. v.: Über Viskositätsanomalien bei Zellulosen. Kolloid-Z. **39**, 88 (1926).

NÖCKER, J., u. H. BEMM: Einwirkung von Alter und Geschlecht auf die Serumproteine. Z. Altersforsch. **9**, 222 u. 328 (1955).

NORDMANN, M.: Die Grundlagen der Arteriosklerose nach allgemein-pathologischen Gesichtspunkten. Z. Altersforsch. **6**, 214 (1952).

NORLÉN, S.: Über das Altern der elastischen Elemente. Hygiea (Stockh.) **89**, 159 (1927).

OMOROKOW, L.: Über die Entstehung der Corpora amyleacea im Gehirn im Zusammenhang mit den Kristallisationsprozessen im Zentralnervensystem. Z. Neur. **100**, 109 (1926).

ORTHNER, K.: Pathologische Anatomie und Physiologie der hypophysär-hypothalamischen Krankheiten. Handb. d. spez. Pathol. Anat. XIII/V/VI F. Berlin-Göttingen-Heidelberg: Springer 1955.

OSTWALD, W.: Über die Geschwindigkeitsfunktion der Viskosität disperser Systeme. Kolloid-Z. **36**, 99 (1925).
— Zur Viskosimetrie kolloider Lösungen. Z. phys. Chemie **111**, 62 (1924).
PAMPUS, F., u. W. GROTE: Elektrencephalographische und klinische Befunde bei Boxern und ihre Bedeutung für die Pathophysiologie der traumatischen Hirnschädigung. Arch. Psychiat. Nervenkr. **194**, 152 (1956).
— u. N. MÜLLER: Über einen Todesfall nach Boxkampf. Z. ges. Nervenheilk. **174**, 177 (1955).
PANOFSKY, u. STAEMMLER: Untersuchungen über Hirngewicht und Kapazität nach der Reichardt'schen Methode. Frankfurt. Z. Path. **26**, 519 (1922).
PARKER, H. L.: Traumatic Encephalopathy of Professional Pugilists. J. Neurol. Psychiat. **15**, 20 (1934).
PAULI, W.: Elektrochemie der Kolloide. Wien: Springer 1929.
— u. M. ADOLF: Die physikalisch-chemische Analyse der Aluminiumoxydsalze und Aluminiumoxydsole. Kolloid-Z. **29**, 281 (1921).
PÉTERFI, T.: Die Abhebung der Befruchtungsmembran bei Seeigeleiern. Arch. Entwickl.-Mech. Org. **112**, 660 (1927).
— Methodik der wissenschaftlichen Biologie. Allg. Physiologie, Bd. II. Berlin: Springer 1928.
— Physiologie der peripheren Nerven. Das leitende Element. Handb. d. Physiologie Bd. **9**, S. 156. Berlin: Springer 1929.
— u. S. OLIVO: Die Wirkung des Anstechens auf das Protoplasma lebender Zellen. Arch. exp. Zellforsch. **4**, 419 (1927).
PETTE, H.: Die verschiedenen Lebensabschnitte in ihrer Auswirkung auf das neurologische Krankheitsbild. Nervenarzt **11**, 339 (1938).
PLANCK, M.: Mechanik deformierbarer Körper. Leipzig: Hirzel 1919.
PREVÔT, R.: Über faserige Entartung der Gehirnkapillaren im Alter. Z. klin. Med. **110**, 259 (1929).
PRICE-JONES, J.: Studies in Thixotropy. Kolloid-Z. **128/29**, 96 (1952).
REICHARDT, M.: Über die Bestimmung der Schädelkapazität an der Leiche. Allg. Z. Psych. **62**, 169 (1905).
— Hirnschwellung. Allg. Z. Psych. **75**, 205 (1919).
— Hirnerschütterung und Hirnquetschung. Münch. med. Wschr. **1933**, 1922.
— Hirnanlage u. sog. physikal. Untersuchungen. Beitr. path. Anat. **71**, 522 (1923).
— Hirndruck, Hirnerschütterung, Schock. Handb. d. norm. u. pathol. Physiol. Bd. 10, S. 103. Berlin: Springer 1927.
REICHINSTEIN, D.: Das Problem des Alterns. Zürich: Akerei 1940.
REINER, M.: Über die Strömung einer elastischen Flüssigkeit durch eine Kapillare (Viskositätsmessung). Kolloid-Z. **39**, 80 (1926).
— Erklärung der Viskositätsanomalien gewisser kolloider Lösungen. Kolloid-Z. **50**, 199 (1930).
— u. R. RIVOLIN: Theorie der Strömung einer elastischen Flüssigkeit im Couette-Apparat. Kolloid-Z. **43**, 1 (1927).
REUTER, F.: Über zentrale traumatische Hirnblutungen. Dtsch. Z. Chir. **207**, 92 (1927).
RIBBFRT, L.: Der Tod aus Altersschwäche. Bonn: Cohen 1908.
RICHARDS, A., M. STEINBACH and F. ANDERSON: Giant neon axoplasm. J. cell. comp. Physiol. **21**, 129 (1943).
RICKER, G.: Die Entstehung der pathologisch-anatomischen Befunde nach Hirnerschütterung in Abhängigkeit vom Gefäßnervensystem des Hirns. Virchows Arch. path. Anat. **226**, 180 (1919).
— Die pathologische Anatomie der frischen mechanischen Kriegsschädigungen des Hirns und seiner Hüllen. Handb. d. ärztl. Erfahr. i. Weltkrieg 1914/18, Bd. VIII. Path. Anat. S. 334 (1921).
ROCASOLANO, A. DE G.: Physikalisch-chemische Hypothese über das Altern. Kolloid-Chem. Beih. 19 (1924).
RÖSSLE, R.: Wachstum und Altern. München: Bergmann 1923.
— u. E. ROULET: Maß und Zahl in der Pathologie. Berlin: Springer 1932.
ROSENBLATH, P.: Über die apoplektiforme, nicht embolische und vorwiegend unblutige Hirnerweichung und über „Arterio-capillary-fibrosis". Z. klin. Med. **106**, 482 (1927).

ROTTER, W.: Alternsvorgänge in der Kreislaufperipherie. Int. Tgg. Leipzig Nov. 1955. Z. Altersforsch. **9**, 372 (1955/56).
— Zur Orthologie u. Pathologie der Polsterarterien (sog. Verzweigungs- und Spornpolster) des Gehirns. Beitr. path. Anat. **115**, 253 (1955).
RUDOLF, O.: Untersuchungen über Hirngewicht, Hirnvolumen und Schädelkapazität. Beitr. path. Anat. **58**, 48 (1914).
RUZICKA, V.: Über Protoplasmahysteresis und eine Methode zur direkten Bestimmung derselben. Pflügers Arch. ges Physiol. **194**, 135 (1922).
— Die Protoplasmahysteresis und das Verjüngungsproblem. Dtsch. med. Wschr. **48**, 931 (1922).
— Protoplasmahysteresis als Entropieerscheinung. Arch. Entwickl.-Mech. Org. **101**, 459 (1924).
— Study in general Biology. Coll. pap. Vol. IV, Prague (1927—31).
SAIGO, Y.: Über die Altersveränderungen der Ganglienzellen im Gehirn. Virchows Arch. path. Anat. **190**, 124 (1907).
SAITSCHENKO, A.: Altersveränderungen der Oberflächenspannung des Blutserums. Biochem. Z. **219**, 447 (1930).
SAMEC, M.: Studien über Pflanzenkolloide II. Die Lösungsstabilität der Stärke. Kolloid. Z. (Beih.) **4**, 132 (1913).
— Kolloidchemie. Dresden: Steinkopff 1927.
— Studien über Pflanzenkolloide. 18. Mitt. Biochem. Z. **186**, 337 (1927).
— Studien über Pflanzenkolloide. 20. Mitt. Biochem. Z. **195**, 40 (1928).
SAUERBRUCH, F.: Beitrag zur Pathologie der Commotio und Compressio cerebri nach Schädeltrauma. Mschr. Psychiatr. (Erg.-H.) **26**, 140 (1909).
SCAFFIDI: Sul significato della pressione venosa registrata con i metodi clinici. Cardiologia (Basel) **3**, 382 (1939).
SEIFRIZ, W.: In the Strukture of the Protoplasma. Iowa: Seifritz 1942.
SIMCHOWICZ, T.: Histologische Studien über die senile Demenz. Nissl-Alzheimer Arb. **4**, 267 (1910).
SIMMA, K.: Das Centrum medianum thalami im Greisenalter und bei seniler Demenz. Mschr. Psychiat. Neurol. **118**, 44 (1949).
— Über Thalamusveränderungen bei seniler Demenz und bei der Alzheimer'schen Krankheit. Mschr. Psychiat. Neurol. **122**, 156 (1951).
SJÖVALL, E.: Die Bedeutung der Altersveränderungen im Zentralnervensystem. Anat. Anz. (Erg.-H.) **75**, 37 (1932).
— The Genesis of skull and brain injuries. Acta path. microbiol. scand. Suppl. **48**, 148 (1943).
SOERGEL, K.: Über den Eiweiß-Polypeptid- und Rest-Stickstoff des Blutserums in Beziehung zum Lebensalter. Inaug.-Diss. Leipzig 1949.
SOKOLOFF, L., R. WECHSLER, R. MANGOLD and S. KETY: Cerebral Blood Flow and Oxygen Consumption in Hyperthyreoidism and After Treatment. J. clin. Invest. **32**, 202 (1953).
— W. LANDAU, W. FREYGANG, L. ROWLAND and S. KETY: The local circulation of the living brain; values in the unanaesthetized and anasthetized cat. Trans. Amer. neurol. Ass. **125**, 75 (1955). .
SORGE, F., u. F. STERN: Beiträge zur Pathologie des Schädelröntgenogramm (mit bes. Berücksichtigung der Kopfverletzung). Beitr. klin. Chir. **159**, 29 (1934).
SPATZ, H.: Über nervöse Zentren mit eisenhaltigem Pigment. Zbl. Neur. **25**, 102 (1921).
— Über den Eisennachweis im Gehirn, bes. in Zentren des extrapyramidal-motorischen Systems. Z. Neur. **77**, 261 (1922).
— Die Erkennbarkeit der Rindencontusion im Endzustand in anatomischer und klinischer Hinsicht. Zbl. Neur. **61**, 514 (1931).
— Über Entstehung und Bedeutung traumatischer Rindendefekte. Allg. Z. Psychiatr. **94**, 218 (1931).
— Die Bedeutung der vitalen Färbung für die Lehre vom Stoffaustausch zwischen dem ZNS und dem übrigen Körper. Arch. Psychiatr. **101**, 267 (1934).
— Pathologische Anatomie der gedeckten Hirnverletzungen mit bes. Berücksichtigung der Rindencontusion. Arch. Psychiatr. **105**, 80 (1936).
— Pathologische Anatomie unter besonderer Berücksichtigung der Rindencontusion. Zbl. Neur. **78**, 615 (1936).

SPATZ, H,: Die „systematischen Atrophien“. Arch. Psychiatr. **108**, 1 (1938).
— Die Pathologie der Hirnverletzungen. Zbl. ges. Neurol. Psychiatr. **113**, 9 (1951).
SPEK, J.: Die Protoplasmabewegung. Handb. d. norm. u. path. Physiol. Bd. VIII/1, 1. Berlin: Springer 1925.
— Die Struktur der lebenden Substanz im Lichte der Kolloidforschung. Kolloid-Z. **46**, 314 (1928).
SPIEGEL, E., u. G. HENNY: Effect of concussion upon the polarizability of the brain. Amer. J. Physiol. **146**, 12 (1946).
SPIELMEYER, W.: Über die Alterserkrankung des ZNS. Dtsch. med. Wschr. H. **1911**, 1376 u. 1433.
— Histopathologie des NS. Berlin: Springer 1922.
STAUDINGER, H.: Makromolekulare Chemie und Biologie. Basel: Wepf u. Co. 1947.
— Organische Kolloidchemie. Braunschweig: Vieweg u. Sohn 1950.
STEIN, G.: Über traumatische Dämmerzustände. Inaug.-Diss. Heidelberg 1951.
STERN, F., u. P. SORGE: Über das Schädelröntgenogramm bei Kopfverletzungen. Nervenarzt **6**, 513 (1933)
STIER, E.: Schädigung der sexuellen Funktionen durch Kopftrauma. Dtsch. med. Wschr. **1938**, 145.
— Über traumatische Hirnschädigungen und die Beurteilung ihrer Spätfolgen. Z. ärztl. Fortbild. **36**, 323 (1939).
STOCKENIUS, W., u. K. ZEIGER: Morphologie der segmentierten Nervenfaser. Ergebn. Anat. Entwickl.-Gesch. **35**, 420 (1956).
STRASSMANN, B.: Über Kopfverletzungen durch stumpfe Gewalt. Dtsch. Z. ges. gerichtl. Med. **16**, 327 (1931).
SVEDBERG, T.: Density and Hydratation in Gelat. Sols. J. Amer. chem. Soc. **45**, 2613 (1923).
— Kolloidchemie. Leipzig: Steinkopff 1925.
— Zit. in: Medizinische Kolloidlehre v. L. LICHTWITZ, E. LIESEGANG u. K. SPIRO. Leipzig: Steinkopff 1935.
SZEGVARI, A.: Zur Theorie der Elastizität kolloider Lösungen. Z. phys. Chem. **108**, 175 (1924).
SCHALEK, E., u. A. SZEGVARI: Über Eisenoxydgalerte. Kolloid-Z. **32**, 318 (1923).
SCHALLOCK, G.: Altersveränderungen an der Grundsubstanz. Dtsch. Int. Tgg. Nov. 1955. Z. Altersforsch. **9**, 371 (1956).
SCHEINBERG, P., and E. STEAD: The Cerebral Blood Flow in Male Subjects as Measured by the Nitrous Oxide Technique. J. clin. Invest. **28**, 1163 (1949).
— J. BLACKBURN and M. RICH: Effects of aging on cerebral Circulation and Metabolism. Arch. Neurol. Psychiat. (Chicago) **70**, 77 (1953).
SCHMIDT, M.: Atrophie und Hyperthrophie des Knochens einschließlich der Osteosklerose. Handb. d. spez. Pathol. Anat. Bd. IX/3, 1. Berlin: Springer 1937.
— W.: Über Doppelbrechung und Feinbau der Kernmembran. Protoplasma **32**, 193 (1939).
— Über die Doppelbrechung des Amöbenplasmas. Protoplasma **33**, 44 (1939).
SCHNEIDER, J.: Über die physikalische Analyse und Erklärung der Contre-Coup-Verletzungen des Hirns. Klin. Wschr. **26**, 43 (1948).
— Die stumpfe Hirnverletzung im Lichte der anatomischen Physik. Arch. Psychiat. Nervenkr. **187**, 353 (1951).
— Die stumpfe Hirnverletzung, ein Beschleunigungsproblem. Münch. med. Wschr. **1950**, 1541.
SCHOLZ, W.: Histologische und topische Veränderungen und Vulnerabilitätsverhältnisse im menschlichen Gehirn bei Sauerstoffmangel, Oedem und plasmatischer Infiltration. Arch. Psychiat. Nervenkr. **181**, 621 (1949).
— Studien zur Pathologie der Hirngefäße II. Die drusige Entartung der Hirnarterien u. -kapillaren. Z. Neur. **162**, 694 (1938).
— u. D. NIETO: Studien zur Pathologie der Hirngefäße I. Fibrose und Hyalinose. Z. Neur. **162**, 675 (1938).
SCHÜLLER, L.: Über die circumskripte Osteoporose des Schädels. Med. Klin. **1929**, 631.
— Alters- und Geschlechtsbestimmung auf Grund von Kopfröntgenogrammen. Röntgenpraxis **7**, 518 (1935).
SCHULZ, H.: Der Fibringehalt des Blutplasmas in den verschiedenen Altersstufen. Z. Altersforsch. **5**, 192 (1951).

SCHULZ, H.: Das Blutstillungsvermögen und seine einzelnen Faktoren in den verschiedenen Altersklassen. Z. Altersforsch. **6**, 295 (1952).
— R., u. G. WILKE: Viskositätsveränderungen der Gehirnphosphatide als Folge von Autoxydationsprozessen. Z. Naturforsch. **11**, 403 (1956).
SCHUWIRTH, K.: Über die Lipoide des menschlichen Gehirns während der Entwicklung. Hoppe-Seylers Z. physiol. Chem. **263**, 25 (1940).
SCHWARZ, B.: Chronische Schäden des Zentralnervensystems bei Boxern. Dtsch. Gesundh.-wes. **1953**, 845.
SCHWARZACHER, W.: Über traumatische Markblutungen d. Gehirns. Jb. Psychiatr. **43**, 113 (1924).
— Schlag und Hieb gegen den Schädel. Wien. klin. Wschr. **50**, 796 (1937).
SCHWEDOFF, M. T.: Recherches Expérimentelles sur la Cohésion des Liquides. J. Phys. (Paris) **8**, 341 (1889).
TEMMES, Y., u. E. HUBMAR: Electrio encephalographie changes in Boxers. Acta psychiat. (Kbh.) **27**, 175 (1952).
THEATO, L.: Statistische Untersuchungen über den Verlauf einfacher Commotionen bei 279 Unfallversicherten des Baugewerbes. Nervenarzt **13**, 241 (1940).
THOMA, R.: Über die Abhängigkeit der Bindegewebsneubildung in der Arterienintima von den mechanischen Bedingungen des Blutumlaufes. Virchows Arch. path. Anat. **93**, 443 (1883).
— Über Gefäß- und Bindegewebsneubildung in der Arterienwand. Beitr. path. Anat. **10**, 433 (1891).
— Über die Strömung des Blutes in der Gefäßbahn und die Spannung der Gefäßwand. Beitr. path. Anat. **66**, 92 (1920).
TILMANN, O.: Über Schußverletzungen des Gehirns. Langenbecks Arch. klin. Chir. **57**, 608 (1898).
— Die Theorie der Gehirn- und Rückenmarkerschütterung. Langenbecks Arch. klin. Chir. **59**, 236 (1899).
— Über Hirnverletzungen durch stumpfe Gewalt und ihre Beziehungen zu den Brüchen des knöchernen Schädels. Langenbecks Arch. klin. Chir. **66**, 750 (1902).
— Anatomische Befunde bei Epilepsie nach Trauma. Zbl. Chir. **35**, 1411 (1908).
— Schädel, Knochen und Gehirn. Langenbecks Arch. klin. Chir. **118**, 201 (1921).
TÖNNIS, W.: Klinik der offenen und gedeckten Hirnschädigungen. Chirurg **22**, 197 (1951).
— u. F. LOEW: Untersuchungen über das Vorkommen von Kreislaufregulationsstörungen bei intrakraniellen raumbeengenden Prozessen. Ärztl. Forsch. **3**, 449 (1949).
— — u. H. BORMANN: Die Bedeutung der orthostatischen Kreislaufbelastungsprobe (Schellung) für die Erkennung und Behandlung gedeckter Hirnverletzungen. Klin. Wschr. **1949**, 390.
TSCHERMAK, A. v.: Grundlagen der allgemeinen Physiologie. Allg. Physiologie Bd. 1. Berlin: Springer 1924.
VIALE, F.: Boll. Soc. Biol. sper. **7**, 105 (1932). Zit. bei W. MÜLLER: Arch. Psychiatr. **109**, 147 (1939).
VOGT, O. u. C.: Morphologische Gestaltungen unter normalen und pathogenen Bedingungen. J. Psychol. Neurol. (Lpz.) **50**, 161 (1942).
— Über Wesen und Ursachen des Alterns der Hirnzelle. Forsch. dtsch. Wiss. Fortschr. 21/23 (1947).
— Lebensgeschichte, Funktion und Tätigkeitsregulierung des Nucleolus. Ärztl. Forsch. **1**, 8 u. 43 (1947).
— Biologische Grundanschauungen, zugleich eine Basis für die Kritik anatomischer Hirnveränderungen bei Schizophrenen. Ärztl. Forsch. **3**, 121 (1949).
WALTER, K.: Über manisch-depressive Psychosen nach stumpfen Hirntraumen. Nervenarzt **24**, 493 (1953).
WANKE, R.: Die Gefäßkanäle der Diploe. Fortschr. Röntgenstr. **56**, 163 (1937).
— Pathol. Physiol. d. frischen gedeckten Hirnverletzung. Stuttgart: Thieme 1948.
WEGELIN, P.: Über ein Ganglioneurom des Sympathikus. Beitr. path. Anat. **46**, 403 (1909).
WELLMER, H.-K.: Über die Polsterarterien des menschlichen Gehirns. Inaug.-Diss. Kiel 1952.
WELTE, E.: Über die Zusammenhänge zwischen anatomischem Befund und klinischem Bild bei Rindenprellungsherden nach stumpfem Hirntrauma. Arch. Psychiatr. **179**, 243 (1948).

WELTE, E.: Neuere Forschungsergebnisse über die Pathophysiologie der Commotio cerebri. Zbl. Neur. **113,** 10 (1951).
WEZLER, K.: Altersanpassung im Kreislauf I. Die Herzfunktion. Z. Altersforsch. **3,** 199 (1942).
— Altersanpassung im Kreislauf II. Das Altern im Gefäßsystem. Z. Altersforsch. **4,** 1 (1944).
— Die Wirkung von Temperaturreizen auf den arteriellen Puls. Z. Biol. **96,** 261 (1935).
— u. A. BÖGER: Die Dynamik des arteriellen Systems. Der arterielle Blutdruck und seine Komponenten. Ergebn. Physiol. **41,** 292 (1939).
WITTER, H.: Über Kollaps und Schock nach peripheren Traumen und ihre Beziehungen zum Commotionssyndrom. Nervenarzt **21,** 260 (1950).
— Pathophysiologie und Klinik der gedeckten traumatischen Hirnschädigung, mit bes. Berücksichtigung von Hauttemperaturmessungen. Fortschr. Neurol. Psychiat. **20,** 270 (1950).
WOLFF, E. K.: Elastica und Pseudoelastica der großen Arterien. Ein Beitrag zur Frage der Neubildung elastischer Membranen. Virchows Arch. path. Anat. **270,** 37 (1928).
WÜNSCHER, W.: Zum normalen und krankhaften Altern des Gehirns. Psychiat., Neurol. u. med. Psychol. (Lpz.) **7,** 161 (1955).
ZOCHER, H., u. K. JACOBSOHN: Sole und Alter. Kolloid-Z. **41,** 221 (1927).
ZSIGMONDY, R.: Kolloidchemie. Leipzig: Spamer 1920.
— u. W. BACHMANN: Über Gallerten. Ultramikrosk. Studien an Seifenlösungen und Gallerten. Kolloid-Z. **11,** 145 (1912).

Namenverzeichnis

Die *kursiv* gesetzten Seitenzahlen beziehen sich auf die Literaturhinweise

Sachverzeichnis